Reginald Low / Khung Keong Yeo

Clinical Cases in Coronary Rotational Atherectomy
Complex Cases and Complications

冠状动脉旋磨术复杂病例及
并发症的临床分析

主　编　〔美〕雷金纳德·卢
　　　　〔新加坡〕杨昌强

主　译　石宇杰　田新利　苗立夫

天津出版传媒集团
天津科技翻译出版有限公司

著作权合同登记号:图字:02-2020-365

图书在版编目(CIP)数据

冠状动脉旋磨术复杂病例及并发症的临床分析 /
(美)雷金纳德·卢,(新加坡)杨昌强主编;石宇杰,
田新利,苗立夫主译. —天津:天津科技翻译出版有限
公司,2022.3
书名原文:Clinical Cases in Coronary
Rotational Atherectomy:Complex Cases and
Complications
ISBN 978-7-5433-4155-5

Ⅰ.①冠… Ⅱ.①雷… ②杨… ③石… ④田… ⑤苗
… Ⅲ.①冠状血管-动脉粥样硬化-介入性治疗-病案②
冠状血管-动脉粥样硬化-介入性治疗-并发症 Ⅳ.
①R543.306

中国版本图书馆 CIP 数据核字(2021)第 215450 号

First published in English under the title
Clinical Cases in Coronary Rotational Atherectomy:Complex Cases and Complications
edited by Reginald Low and Khung Keong Yeo,edition:1
Copyright ⓒ Springer International Publishing AG, 2018
This edition has been translated and published under licence from
Springer Nature Switzerland AG.

出　　版:天津科技翻译出版有限公司
出 版 人:刘子媛
地　　址:天津市南开区白堤路 244 号
邮政编码:300192
电　　话:(022)87894896
传　　真:(022)87893237
网　　址:www.tsttpc.com
印　　刷:高教社(天津)印务有限公司
发　　行:全国新华书店
版本记录:710mm×1000mm　16 开本　11 印张　200 千字
　　　　　2022 年 3 月第 1 版　2022 年 3 月第 1 次印刷
　　　　　定价:68.00 元

(如发现印装问题,可与出版社调换)

译者名单

主　译

石宇杰　田新利　苗立夫

副主译

韩运峰　崔振双　李晓冉　陈　晖

译　者 (按姓氏汉语拼音排序)

陈　晖　首都医科大学附属友谊医院心血管内科
崔振双　解放军总医院第七医学中心心血管内科
高　超　北京中医药大学深圳医院心血管内科
贡玉苗　解放军总医院第七医学中心心血管内科
韩莎莎　河北省邯郸市中心医院心血管内科
韩运峰　解放军总医院第七医学中心心血管内科
李俊峡　解放军总医院第七医学中心心血管内科
李晓冉　首都医科大学附属友谊医院心血管内科
苗立夫　清华大学第一附属医院心血管内科
石苗茜　解放军总医院第七医学中心心血管内科
石宇杰　解放军总医院第七医学中心心血管内科
宋　玮　解放军总医院第七医学中心心血管内科
苏菲菲　空军特色医学中心心血管内科
田新利　解放军总医院第七医学中心心血管内科
张艳苓　解放军总医院第七医学中心心血管内科
张源波　解放军总医院第七医学中心心血管内科
赵春生　河北省承德市医院心血管内科
赵笑男　河北省邢台市人民医院心血管内科

中文版序言

随着经皮冠状动脉介入治疗的不断发展,介入治疗更多地涉及更为复杂的病变,而冠状动脉钙化病变经常贯穿于各种复杂病变,增加了冠状动脉介入治疗的难度,是心血管介入医师所面临的主要挑战之一,尤其是严重钙化病变,或伴有扭曲、成角、弥漫的严重钙化病变,手术即刻的并发症以及早期和晚期主要不良心血管事件的发生率明显升高。正确地识别、评估钙化病变,选择恰当的介入治疗技术,对于提高手术成功率、减少手术相关并发症、改善患者的预后都非常重要。

冠状动脉斑块旋磨术可有效地修饰冠状动脉钙化病变,为后继的冠状动脉介入治疗创造良好的条件。该项技术于1988年首次用于钙化病变的介入治疗,1993年获得美国食品药品管理局(FDA)批准,目前已成为处理冠状动脉严重钙化病变的重要手段。冠状动脉斑块旋磨术的操作相对复杂,特定适应证的旋磨治疗风险较高,心血管介入医师应当规范、合理地学习和使用这项技术。

由美国加州大学Davis医学中心的雷金纳德·卢和新加坡国立心脏中心的杨昌强两位医师主编的《冠状动脉旋磨术复杂病例及并发症的临床分析》一书,通过系列病例展示了冠状动脉斑块的旋磨术处理,包括了从病变特点分析到并发症处理的详细内容,为希望全面了解和学习冠状动脉斑块旋磨术的心血管介入医师和研究者,提供了详细、丰富和非常实用的经验和技巧,同时,对临床医师预防、判别及处理旋磨术并发症有很大的实用价值。

本书由解放军总医院第七医学中心的石宇杰、田新利和清华大学第一附属医院的苗立夫医师领衔翻译，译者均是长期从事冠心病介入治疗的中青年医生，他们对冠状动脉钙化病变的判别、预处理有着丰富的临床经验和认识。相信本译著的出版能有助于广大介入医生安全、有效地开展这项技术，并为推动我国冠状动脉斑块旋磨术的发展提供帮助。故乐为作序，并向广大读者推荐。

北京大学人民医院

2021 年 10 月于北京

中文版前言

　　近年来,随着冠状动脉介入治疗的普及,冠状动脉介入器械及技术也取得了长足的进步。随着新技术及新器械的不断涌现,越来越多的复杂冠状动脉病变可以接受冠状动脉介入治疗。其中,冠状动脉旋磨治疗是介入医生处理复杂冠状动脉病变,尤其是高度钙化病变时必不可少的重要技术之一。

　　目前,冠状动脉旋磨治疗已在我国得到了广泛的开展,也拥有了一大批经验丰富、技艺高超的旋磨专家。尽管旋磨技术已十分普及,但其仍然是一项复杂、高危的冠状动脉介入技术,其操作难度大,对术者的经验与技巧均有非常高的要求,且一旦出现并发症,往往就是灾难性的。对于一台成功的旋磨手术,严格地掌握旋磨适应证、准确地判断病变特点、谨慎而富有技巧的操作都是必不可少的。而对于初学者来说,除了理论知识的学习以及操作技巧的磨炼外,更多地研究旋磨病例、汲取成功的经验、总结失败的教训、掌握并发症的处理显得尤为重要。

　　本书以冠状动脉旋磨术的真实病例作为切入点,对冠状动脉旋磨技术的方方面面进行了详尽的阐述。其中既有最简单的旋磨病例,也有超乎想象的复杂情况,更有严重并发症的展示,囊括了从适应证的选择、病变特点的判读、旋磨器械的选择、不同病变的操作要点以及并发症的处理等冠状动脉旋磨技术相关的全部内容。希望能够将国际顶尖旋磨术者的经验与技巧与读者们分享,并对有志于学习冠状动脉旋磨技术的同道提供有益的帮助。

前　言

　　我们认为,在治疗复杂冠状动脉病变时,旋磨术是一个非常重要的工具。随着第二代药物洗脱支架的出现,冠状动脉病变的介入治疗变得越来越普遍。然而,常见于老年患者,尤其是合并糖尿病及肾功能不全患者中的严重钙化病变,依然是安全、成功完成冠状动脉介入治疗的主要挑战。随着人口老龄化的加剧,心脏病专家们不得不更多地面对这类复杂患者及其难治的冠状动脉病变。

　　旋磨术的问世已超过25年。尽管有了诸如切割球囊、棘突球囊、激光消融等新型技术,旋磨术依然是治疗严重钙化病变的主要手段。然而,并不是所有的术者以及所有的导管室都能够采用这一技术,因为其技术要求高、术中风险大,并且对心脏介入专家以及心脏导管室支持团队的经验均有较高的要求。在本书中,我们收集了一系列从简单到复杂的病例,展示旋磨术的各个方面。有些病例具有完美的结果,有些病例则聚焦于那些没人愿意面对的并发症。它们都具有非常高的教学价值。我们相信本书的病例能够帮助那些旋磨术的术者及学员们更好地治疗他们的患者。我们非常享受编写这些病例的过程,并且相信读者们能够享受并从这些有经验的术者们分享的经验中获益。

雷金纳德・卢

杨昌强

缩略词表

ACS	急性冠脉综合征
BMS	金属裸支架
CABG	冠状动脉旁路移植术
CHF	充血性心力衰竭
CKD	慢性肾脏病
CTO	慢性完全闭塞病变
DEB	药物洗脱球囊
DES	药物洗脱支架
DM	糖尿病
IABP	主动脉内球囊反搏
IVUS	血管内超声
LAD	左前降支
LCX	左旋支
LIMA	左胸廓内动脉
LM	左主干
LPDA	左后降支
LVEF	左室射血分数
MI	心肌梗死
NSTEMI	非 ST 段抬高型心肌梗死
OCT	光学相干断层扫描
OM	钝缘支

PCI	经皮冠脉介入术
POBA	单纯球囊血管扩张成形术
RCA	右冠状动脉
RPDA	右后降支
RPM	每分钟转数
STEMI	ST 段抬高型心肌梗死
SVG	大隐静脉桥

目　录

第 1 章　设备及术式概况 ……………………………………… 1

第 2 章　左前降支简单病例(1) …………………………… 11

第 3 章　左旋支简单病例 …………………………………… 16

第 4 章　左前降支简单病例(2) …………………………… 19

第 5 章　右冠状动脉开口病变 ……………………………… 26

第 6 章　严重钙化病变的降阶小磨头策略 ……………… 31

第 7 章　左前降支复杂病变 ………………………………… 34

第 8 章　复杂病例:术前旋磨为 TAVR 做准备 ………… 37

第 9 章　复杂病例:左主干旋磨 …………………………… 41

第 10 章　复杂病例:左主干和左前降支 ………………… 48

第 11 章　复杂病例:左主干和左旋支 …………………… 53

第 12 章　复杂病例:大隐静脉桥 ………………………… 57

第 13 章　复杂病例:支架内再狭窄 ……………………… 63

第 14 章　复杂病例:高危急性冠脉综合征 ……………… 68

第 15 章　复杂病例:旋磨术治疗急性心肌梗死 ………… 74

第 16 章　复杂病例:右冠状动脉旋磨导致兔样夹层 …… 79

第 17 章　复杂病例:右冠状动脉远段旋磨 ……………… 84

第 18 章　复杂病例:旋磨术在心源性休克患者中的应用(1) … 89

第 19 章　复杂病例:旋磨术在心源性休克患者中的应用(2) … 96

第 20 章　复杂病例:左前降支严重弥漫性病变 ………… 104

第 21 章　并发症:无复流 …………………………………… 109

第22章　并发症:旋磨头嵌顿　…………………………………… 113

第23章　并发症:导丝断裂　……………………………………… 123

第24章　并发症:旋磨头脱落　…………………………………… 128

第25章　特殊病例:支架折叠的旋磨治疗　……………………… 136

第26章　特殊病例:旋磨拘禁副左前降支口部的支架　…… 141

第27章　特殊病例:左主干支架内再狭窄的旋磨治疗　…… 150

第28章　特殊病例:经左乳内动脉桥途径旋磨副左

　　　　前降支　…………………………………………………… 155

微信扫码

· 拓 展 阅 读
· 配 套 插 图
· 推 荐 阅 读
· 学 习 摘 录

第 **1** 章

设备及术式概况

Jonathan Yap, Khung Keong Yeo, Tina Teo, Reginald Low

设备

旋磨导丝及夹式导丝扭控夹

旋磨导丝同普通的冠状动脉导丝有很大的不同。它的结构可以保证不被旋磨头的旋磨所破坏。这种导丝为 325cm 长的不锈钢导丝，具有弹簧圈头端。旋磨导丝的体部直径为 0.009″，主要在近段 13cm 处逐渐变细。弹簧圈头端直

电子补充资料　本章的在线版本(https://doi.org/10.1007/978-3-319-60490-9_1)
包含补充资料(视频 1.1 至视频 1.5)，可供授权用户使用。

J. Yap, MBBS, MPH • T. Teo
Department of Cardiology, National Heart Centre Singapore,
Singapore, Singapore

K.K. Yeo, MBBS (✉)
Department of Cardiology, National Heart Centre Singapore,
Singapore 169069, Singapore

Division of Cardiovascular Medicine, University of California,
Davis Medical Centre, Sacramento, CA, USA

National Heart Centre Singapore, 5 Hospital Drive,
Singapore 169069, Singapore
e-mail: yeo.khung.keong@singhealth.com.sg

R. Low, MD
Division of Cardiovascular Medicine, University of California,
Davis Medical Centre, Sacramento, CA, USA

径为 0.014″, 长度为 2.2cm, 可被塑形 (图 1.1)。另外, 还有强支撑旋磨导丝, 它的头端更长 (2.8cm), 并且体部更硬 (图 1.2)。更粗的头端能够防止磨头从远段脱出。这对于预防冠脉穿孔是非常重要的。导丝非常容易折弯。在推送、退出或交换磨头时, 切勿折弯导丝。折弯导丝会导致磨头推送或退出困难, 并可能造成导丝移位。

导丝扭控夹 (WireClip torquer) 有两片夹子, 可以纵向打开, 之后从侧面钳夹并固定导丝 (图 1.3)。这样有利于对导丝的操控, 并防止导丝制动按钮 (brake) 松开后导丝旋转。它还可以固定在推进器的接口处, 以便更顺滑地回撤磨头 (图 1.4)。

旋磨头

旋磨头为椭圆形, 表面有镍涂层。它的近段表面光滑, 而远段表面覆盖着 2000~3000 颗微型金刚石晶体。金刚石晶体大小约为 $20\mu m$, 其中 $5\mu m$ 露在表面。金刚石仅仅覆盖椭圆磨头的前半部分, 后半部分空缺 (图 1.5)。因此, 旋磨仅仅能够在向前移动时进行。这也意味着当磨头在病变远段嵌顿时, 无法向

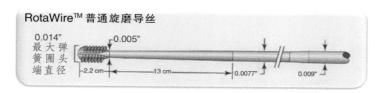

图 1.1　普通旋磨导丝。(Image provided courtesy of Boston Scientific. © 2017 Boston Scientific Corporation or its affiliates. All rights reserved)

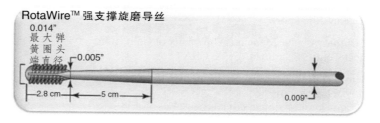

图 1.2　强支撑旋磨导丝。(Image provided courtesy of Boston Scientific. © 2017 Boston Scientific Corporation or its affiliates. All rights reserved)

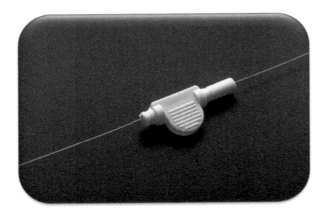

图 1.3 导丝扭控夹。(Image provided courtesy of Boston Scientific. ⓒ 2017 Boston Scientific Corporation or its affiliates. All rights reserved)

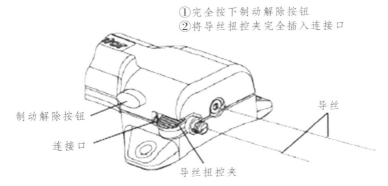

①完全按下制动解除按钮
②将导丝扭控夹完全插入连接口

制动解除按钮

连接口

导丝

导丝扭控夹

图 1.4 导丝扭控夹连接口。(Image provided courtesy of Boston Scientific. ⓒ 2017 Boston Scientific Corporation or its affiliates. All rights reserved)

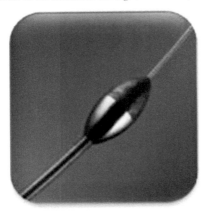

图 1.5 磨头。(Image provided courtesy of Boston Scientific. ⓒ 2017 Boston Scientific Corporation or its affiliates. All rights reserved)

后旋磨。磨头型号见表 1.1。

脚踏板

脚踏板由两个主要部分组成(图 1.6)。踩踏主踏板可以使高压氮气通过系统驱动磨头。主踏板旁边是 DynaGlide 开关(DynaGlide switch),可启动低速模式,从而以 60 000~90 000 r/min 的低速回撤磨头。

表 1.1　磨头型号对导管及导丝内径的要求

磨头直径(mm)	推荐指引导管(Fr)	所需最小导丝内径(in.)
1.25	6.0	0.060
1.50	6.0	0.063
1.75	7.0	0.073
2.00	8.0	0.083
2.15	8.0	0.089
2.25	9.0	0.093
2.38	9.0	0.098
2.50	9.0	0.102

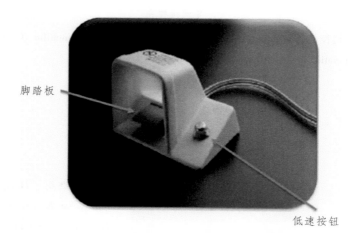

脚踏板

低速按钮

图 1.6　脚踏板。(Image provided courtesy of Boston Scientific. © 2017 Boston Scientific Corporation or its affiliates. All rights reserved)

旋磨控制台

主控制台上有几个显示屏(图 1.7)——控制台右边是旋磨速度显示器,操作时间显示居中,而压力监测在左侧。有一个旋钮用来调节旋磨速度,一个指示灯显示 DynaGlide 开关的开启状态。需要强调的是,当磨头与血管壁或病变接触时,转速可能下降,因此,术者必须调高转速旋钮以确保磨头以预定的每分钟转速推进。

旋磨推进器

推进器的主体有 3 个主要连接(图 1.8):

(1)生理盐水注入口灌注鸡尾酒式混合旋磨液(如 Rotaglide 润滑液)持续冲洗驱动杆(drive shaft)以降温及减少摩擦。一些术者也使用生理盐水、维拉帕米及硝酸甘油的混合液。

(2)一根推进器软管与压缩氦气罐连接,输送高压氦气来驱动旋磨杆。氦气罐必须有充足的气压以驱动旋磨杆。

(3)光纤导线用来测量磨头的转速。

驱动杆连接在推进器前端,导丝从推进器后面穿出。在最后端有一个导丝制动按钮(brake defeat button),用来解除导丝制动,还有一个导丝扭控夹接

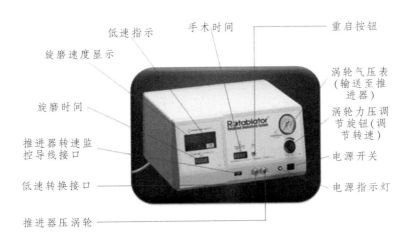

图 1.7 主控制台。(Image provided courtesy of Boston Scientific. © 2017 Boston Scientific Corporation or its affiliates. All rights reserved)

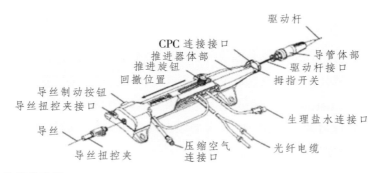

图1.8 旋磨推进器。(Image provided courtesy of Boston Scientific. © 2017 Boston Scientific Corporation or its affiliates. All rights reserved)

口。推进器的上方也有一个旋钮,可以松开并来回滑动,用来推进及后撤旋磨头,也用来推进旋磨头对病变进行旋磨。

手术方法

这一手术是非常高危的手术,最好在具有心脏外科随时支持的中心开展。术者应当接受手术相关的规范培训。同样重要的是,手术团队的其他成员,如护士及技师,同样应当对手术非常熟悉。

血管入路、指引导管和磨头选择及起搏

磨头的型号范围为1.25~2.5mm。总的来说,磨头与血管比率不应超过0.7。对高度迂曲或非常纤细的病变,应当首先选择较小的磨头,以避免穿孔或磨头嵌顿以及减少远段的栓塞。

旋磨既可以通过股动脉完成,也可以通过桡动脉完成。当使用较大的磨头而需要更大的鞘管时,通常选择股动脉入路。通常选择能够提供足够支撑的指引导管。有时会需要选择带侧孔的指引导管,以避免压力嵌顿以及远段灌注降低。指引导管的型号取决于磨头的型号(见表1.1)。

当旋磨占优势的右冠状动脉或左旋支时,有时需要植入临时起搏器以避免房室传导阻滞的风险。然而,这并非强制性的,而是根据不同病例来制订个体化治疗方案,因为在目前的技术以及良好的操作技巧基础上,这一风险并不高。然而,术者应当认识这一并发症,并做好植入临时起搏器的准备,以应对这一并发症。

旋磨前准备

在将磨头植入指引导管之前,应当采用首字母缩略语"**DRAW**"进行快速检查。

D.检查是否有足够的冲洗滴速(Drip)。

R.确定磨头能够以所需的转速旋转(Rotate)。

A.移动推进旋钮,确保磨头能够平滑地前后移动(Advance)。

W.拉动导丝以确认制动器在制动状态(Wire)。

在旋磨之前,患者应当进行充分肝素化,ACT>250s。患者也应当接受充分的双联抗血小板治疗。对接受充分抗血小板治疗的患者,还不确定是否应当给予糖蛋白Ⅱb/Ⅲa拮抗剂。术者还应当给予动脉血管扩张剂,如硝酸甘油和(或)维拉帕米对血管进行预处理。团队还应当准备以下紧急抢救措施:

1.临时起搏器。

2.主动脉内球囊反搏。

3.除颤器。

4.冠状动脉内维拉帕米、硝酸甘油、硝普钠和腺苷随时备用。

5.心包穿刺试剂盒。

磨头就位(burr positioning)

磨头置于旋磨钢丝之上,如视频1.1所示。在进入指引导管前,应当对设备进行测试或"标准化"。在测试阶段,应当将磨头转速调整至所需的转速。在将磨头送入指引导管前,应当将推送旋钮固定于其末端1~2cm处。在透视指引下,轻柔地将磨头推送至病变近段1~2cm处。为此,术者在透视下推送磨头时,助手应当轻柔地向后拉住钢丝,同时按下导丝制动按钮(视频1.2)。当术者操纵磨头通过主动脉弓及指引导管第一弯及第二弯时会有一定阻力。在透视下,术者可能看到指引导管离开冠状动脉开口。要解决这一问题有两种方法。传统的方法是,当术者推送磨头时,由有经验的助手紧紧拉住导丝。拉扯的力量应当稳定而持续,不应当突然或过度。过度用力会导致导丝移位或指引导管突然跳动,而这可能会导致冠状动脉开口夹层。第二种方法是使用低速模式(DynaGlide function)推进系统以降低阻力。然而,会有旋磨指引导管的风险,可能产生导管材料的小碎片。总而言之,我们推荐采用传统的方法,仅仅当面临困难病例或当导丝位置不理想时使用低速模式。一旦磨头到位,就应松开推进旋钮,并在透视下前后移动旋钮以解除系统张力,并防止旋磨开始时磨头跳跃。

旋磨过程

在旋磨开始前,磨头应当先在病变近段无狭窄血管内启动,以确定旋磨速度。这一过程就是所谓的"平台化"。一旦准备完毕,磨头应当以 140 000~160 000r/min 的旋磨速度逐步推进。我们通常的目标速度为 150 000r/min。每次旋磨时长应当<30s(总时长不超过 5min),并应当避免转速下降>5000r/min。旋磨的时长应当个体化。例如,对于迅速出现心脏传导阻滞或 ST 段抬高或低血压的患者,应当缩短时长,给予冠状动脉灌注的时间。不要将磨头停在病变处,也不要在旋磨钢丝的弹簧圈头端进行旋磨。请记住旋磨的理论基础是使用金刚石覆盖的旋磨头头端逐步磨碎钙化的病变。因此,我们推荐轻柔和耐心的方式,就像用"砂纸"打磨一样(视频 1.3)。它包括轻柔地推进,与病变接触大约 3s,紧接着回撤 2s。这种接触应当使磨头能够"打磨"或销蚀到病变;而回撤时可以对血管远段进行灌注。过度用力推进可能导致降速、磨头嵌顿或理论上会引起无复流的较大碎片。当成功通过病变后,通常再进行一次最后的打磨抛光。

目前使用的技术,包括"轻啄"或"轻扣",这种技术包括快速推进和回撤磨头。

除了操控磨头的技巧,注意患者的血流动力学以及心电图非常重要。缺血或无复流可能导致低血压或恶性心律失常。完全性心脏传导阻滞也可能发生。如果心脏传导阻滞发生,术者应当将磨头退回血管正常节段,在重新旋磨前恢复冠状动脉灌注。术者还应当注意磨头降速,多数情况下需要依赖机器的声调改变提示显著降速的发生。当降速发生时,术者应当采取如下措施:第一,术者很有可能推进磨头过于用力,因此应当更加轻柔。第二,如果术者确定他并未给予过大的力量,那么他应当要求助手增加转速以达到预定的转速。

尽管经典的转速在 140 000~160 000r/min,一些术者会使用更高转速,如 180 000r/min,甚至 200 000r/min。总体来说,我们倾向于使用更加经典的 140 000~

160 000r/min 的转速。当转速更高时,我们相信会有更高的心包压塞风险,以及理论上导致血小板激活或无复流的更高风险。尽管如此,对于经验丰富的术者,这部分的讨论可能没那么重要。

退出磨头

旋磨完成后,必须将磨头退出。在退出磨头之前,应当先按压导丝制动按钮来松开制动。然后通过踩踏脚踏板上的低速开关打开低速模式,在磨头 60 000~90 000r/min 的低速旋转下退出磨头。这一过程中两者应当共同合作——术者退出磨头,同时助手推送导丝,在透视下确保导丝位置固定(视频 1.4)。在这一步,术者仅仅引导磨头退出,而不能对磨头进行额外的牵拉,否则可能会将导丝带出。另一方面,助手的角色更加重要,他应当仔细观察屏幕,避免导丝移位。一旦磨头的头端离开指引导管,术者应当松开踏板,并停止灌注液体,移除导丝扭控夹。

然后,术者应当评估是否需要采用更大的磨头进行旋磨。我们倾向于每次 0.25mm 逐步增加,尽管对于经验丰富的术者可以每次增加 0.5mm。磨头可以按照图 1.9 以及视频 1.5 所示进行更换。确定磨头正确连接在驱动杆以确保设备正常工作,这一点非常重要。另外,非常重要的一点是,不要弯曲连

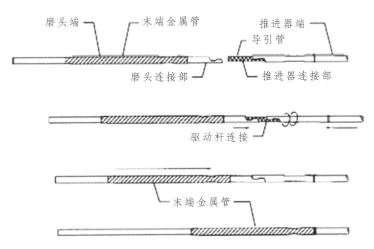

图 1.9　连接新的磨头。(Image provided courtesy of Boston Scientific. © 2017 Boston Scientific Corporation or its affiliates. All rights reserved))

接处,这会导致旋磨器无法正常工作。一旦旋磨完成,磨头应当以与第一个磨头同样的方法被移除。

交换旋磨钢丝

为了继续完成介入手术,通常通过微导管或采用平行钢丝将旋磨钢丝与普通冠状动脉导丝进行交换。不建议使用第二种方法,因为导丝有可能进入由旋磨斑块造成的夹层。

致谢:感谢 Boston Scientific 公司在本章中提供的数据。

第 2 章
左前降支简单病例(1)

Bradley D. Stauber, Reginald I. Low, Gagan D. Singh

病例摘要

　　患者为老年男性,81 岁,有多支血管病变,考虑高危复杂 PCI 转入。左冠状动脉造影显示 80%的左前降支近段及中段弥漫性钙化性狭窄 (图 2.1),同时伴有对角支狭窄。于冠状动脉左主干放置 7Fr JL3.5 指引导管,将 0.014″指引导丝送入对角支远段。通过 OTW 球囊,交换入强支撑旋磨导丝。之后,置入 1.25mm 磨头,以 150 000r/min 转速对斑块进行旋磨(图 2.2)。撤出磨头及导丝, 将导丝直接通过左前降支中段病变到达远段, 以 150 000r/min 分别用 1.25mm 及 1.5mm 磨头对斑块进行旋磨(图 2.3)。旋磨后,造影显示管腔有所改善,但仍存在狭窄(图 2.4)。

　　这时,分别于左前降支及对角支置入 0.014″的指引导丝。使用刻痕球囊对斑块进行扩张 (图 2.5)。于对角支置入 2.25mm×20mm 依维莫司药物洗脱支架,于左前降支预置入 2.0mm 半顺应球囊至血管远段。将对角支支架紧靠对

B.D. Stauber, MD • R.I. Low, MD
Division of Cardiovascular Medicine, University of California,
Davis Medical Center, Sacramento, CA, USA

G.D. Singh, MD (✉)
Division of Cardiovascular Medicine, University of California,
Davis Medical Center, 4860 Y Street Suite 2820,
Sacramento, CA 95817, USA
e-mail: drsingh@ucdavis.edu

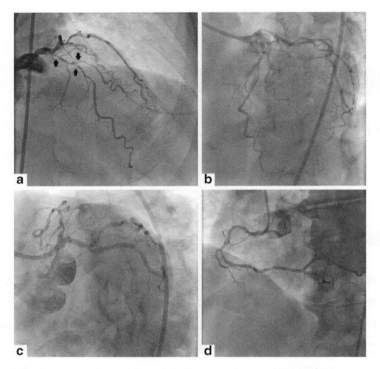

图 2.1　基线冠状动脉造影显示左前降支近段、中段及对角支严重钙化病变(如图 a 黑色箭头示)。左冠状动脉(b,c)和右冠状动脉(d)的其余部分可见。

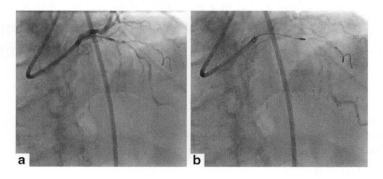

图 2.2　使用 1.25mm 磨头对左前降支近段(a)及对角支(b)进行旋磨。

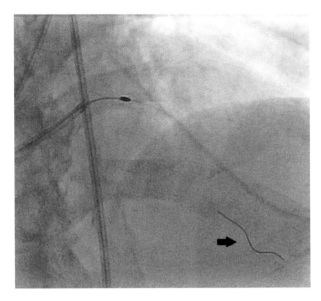

图 2.3 使用 1.5mm 磨头旋磨左前降支中段(黑色箭头示导丝位于前降支远段)。

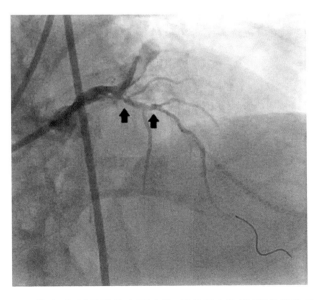

图 2.4 旋磨后,显示管腔有所改善,但仍存在狭窄(黑色箭头示)。

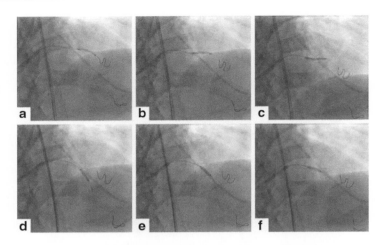

图2.5　对对角支(a~c)及左前降支(d~f)采用刻痕球囊扩张。

角支近段上缘释放。退出支架系统,并对支架进行后扩张。退出后扩张球囊。将左前降支预置的2.0mm球囊回撤至对角支开口处扩张,将对角支支架的突出部分进行"微挤压"。之后将球囊撤出。接下来,于左前降支中段置入2.25mm×24mm依维莫司药物洗脱支架,释放并进行后扩张(图2.6)。之后于左

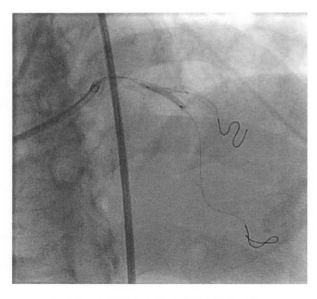

图2.6　左前降支中段支架置入及后扩张。

前降支近段置入 2.25mm×23mm 依维莫司药物洗脱支架，释放并后扩张。最后，通过左前降支支架网眼再次置入导丝至对角支，置入球囊至支架小梁间进行扩张。最后置入球囊至左前降支进行对吻扩张。退出球囊，最终造影显示支架位置良好，血流 TIMI 3 级(图 2.7)。

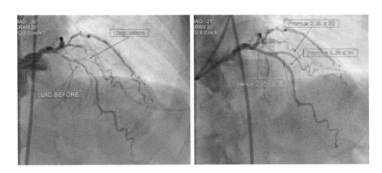

图 2.7　左前降支术前术后及对角支 PCI 后的影像。

讨论及学习要点

这个病例展示了对左前降支及对角支进行旋磨的基本方法。旋磨可以对钙化血管进行更加理想的预处理，从而获得更好的造影结果。左前降支及对角支都进行了旋磨。然而，对任一血管进行旋磨时都会有分支血管丢失的风险，这种风险可通过选择合适的患者及谨慎的操作技巧来减小。

第 3 章
左旋支简单病例

Arie Steinvil, Lowell Satler

病例摘要

患者为老年男性,82 岁,有糖尿病、高血压、血脂异常及明确冠心病病史,3 年前曾接受 PCI 治疗,于右冠状动脉近段置入 3.0mm×12mm 药物洗脱支架,右冠状动脉远段置入 2.5mm×12mm 药物洗脱支架。当时左旋支有 60%~70% 钙化斑块,给予药物治疗。患者由于不稳定型心绞痛于其他医院住院治疗,接受冠状动脉造影检查,显示右冠状动脉支架内正常;然而,左旋支钙化斑块有显著的进展,95% 狭窄,因此转为行 PCI 治疗。患者接受了用 1.5mm 磨头以 150 000~180 000r/min 的速度旋磨两次后,成功于左旋支近段完成 PCI 治疗。使用 2.5mm×12mm 半顺应球囊预扩张后置入 3.25mm×15mm 药物洗脱支架(图 3.1 至图 3.3;视频 3.1 至 3.3)。IVUS 影像确认被治疗病变支架定位及扩张良好。

电子补充资料　本章的在线版本(https://doi.org/10.1007/978-3-319-60490-9_3)包含补充资料,可供授权用户使用。

A. Steinvil, MD • L. Satler, MD (✉)
MedStar Washington Hospital Center, 110 Irving St.,
NW, Suite 4B-1, Washington, DC 20010, USA
e-mail: satlerlowell@gmail.com

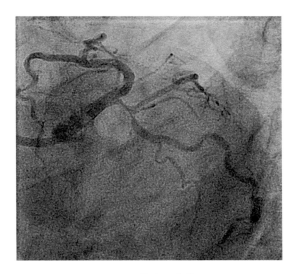

图 3.1　左旋支基线情况。

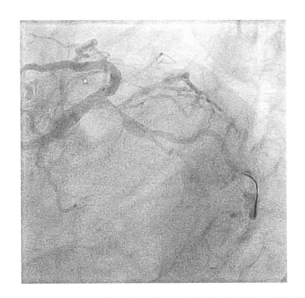

图 3.2　采用 1.5mm 磨头对左旋支进行旋磨,旋磨后,管腔增大以允许支架通过。

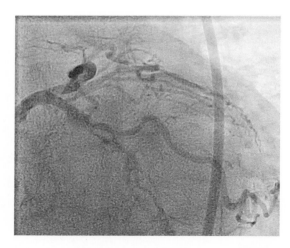

图 3.3　最终结果：IVUS 指导确认支架完美释放。

讨论及学习要点

对于高度钙化病变,采用旋磨及球囊充分预扩张对病变进行仔细的预处理,对顺利地输送及支架释放非常重要。本病例是一个左旋支简单病例。尽管当左旋支与左主干有较明显的成角时,处理左旋支可能比较棘手,但本病例这一问题并不明显,并且能够安全地完成。

第 **4** 章
左前降支简单病例(2)

Bradley D. Stauber, Reginald I. Low, Gagan D. Singh

病例摘要

患者男性,84 岁,出现非典型胸痛,心肌核素灌注显像异常,提示前壁可逆性灌注缺损。冠状动脉造影显示左前降支近段有弥漫性 90% 狭窄伴严重钙化,中间支近段 90% 狭窄(图 4.1)。左旋支和右冠状动脉均为慢性完全闭塞,远段有自左冠向右冠侧支循环(图 4.2)。

将 7Fr XB3.5 指引导管送至左主干开口, 将 0.014″导丝通过中间支病变到达远段, 沿导丝送入 2.5mm×10mm AngioSculpt 球囊进行扩张后, 置入 2.75mm×18mm 药物洗脱支架,随后扩张至 2.75mm(图 4.3)。

然后将 0.014″导丝送到 LAD 远段,并更换为 0.009″强支撑旋磨导丝。用 1.25mm 磨头以 150 000r/min 反复多次旋磨(图 4.4),重复造影显示钙化有所改善,但仍持续存在(图 4.5)。换用 1.5mm 磨头,使用大一号的磨头以 150 000r/min 再次反复多次旋磨共 60s(图 4.6)。然后将旋磨导丝更换为 0.014″常规导丝。使用 2.5mm×10mm、3.0mm×15mm AngioSculpt 球囊对左前降支进行预处理。最终在 LAD 置入 4.0mm×38mm 药物洗脱支架。然后用 4.0mm×20mm

B.D. Stauber, MD • R.I. Low, MD • G.D. Singh, MD (✉)
Division of Cardiovascular Medicine, University of California,
Davis Medical Centre, 4860 Y Street, Suite 2820,
Sacramento, CA 95817, USA
e-mail: drsingh@ucdavis.edu

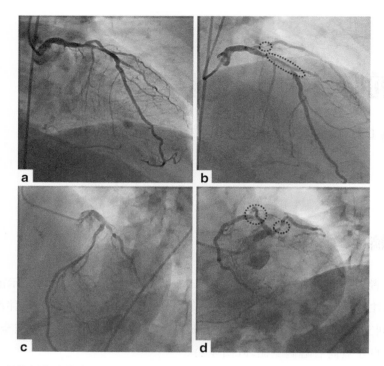

图 4.1 基线冠状动脉造影显示左前降支和中间支狭窄。(a,b)为右前斜位,(c)和(d)为左前斜位。

quantum apex 非顺应性球囊后扩张(图 4.7)。随后造影显示对角支受压,继发于斑块移位,对角支开口新发狭窄(图 4.8)。我们随后将另一根 0.014″导丝通过 LAD 支架网眼送入对角支远段(图 4.9)。对对角支及 LAD 支架进行了对吻扩张(图 4.10),最终冠状动脉造影显示左前降支支架扩张良好,血流 TIMI 3 级,对角支残余 30%狭窄(图 4.11)。

讨论及学习要点

这是一个相当简单的病例。但是,从中仍然可以看出,在钙化严重的血管中,仍然需要采用更大的磨头进行序贯的旋磨。即使如此,病变可能仍需要应用类似 AngioSculpt 这样的刻痕球囊对斑块进行充分的处理。

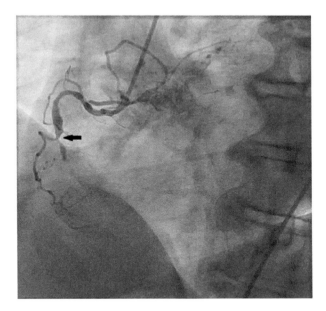

图 4.2　黑色箭头示 RCA 慢性完全闭塞部位。

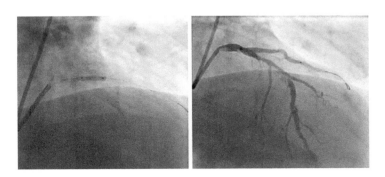

图 4.3　刻痕球囊扩张后（右）置入 2.75mm×18mm 药物支架至中间支。

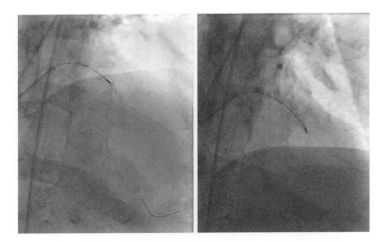

图 4.4　1.25mm 磨头旋磨 LAD。

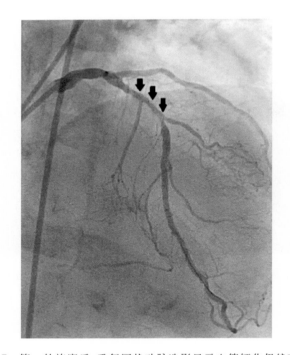

图 4.5　第一轮旋磨后,重复冠状动脉造影显示血管钙化仍然存在。

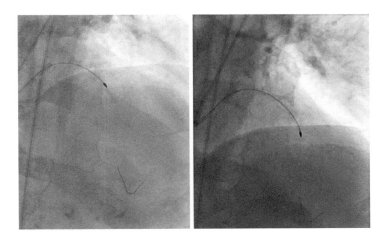

图 4.6　采用大一号的 1.5mm 磨头旋磨 LAD。

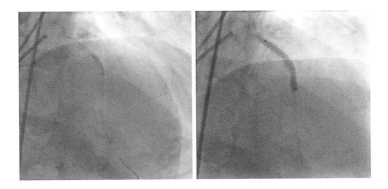

图 4.7　球囊预扩(左)后,LAD 近段置入支架(右)。

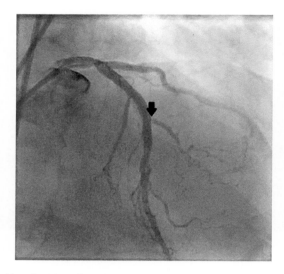

图 4.8 LAD 支架植入术后的重复冠状动脉造影，黑色箭头示对角支拘禁钢丝伴继发于斑块移位的对角支开口狭窄。

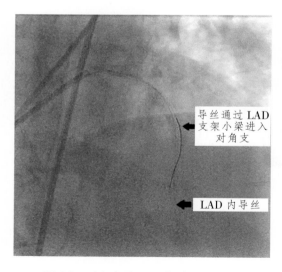

导丝通过 LAD 支架小梁进入对角支

LAD 内导丝

图 4.9 对角支及 LAD 分别送入导丝。

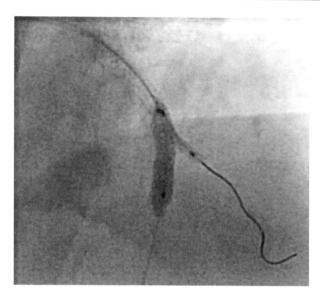

图 4.10　LAD 与对角支进行对吻。

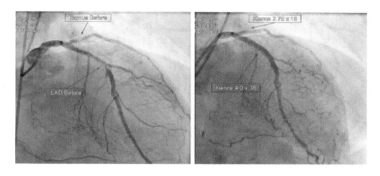

图 4.11　中间支及钙化的 LAD 支架植入前后的造影图像。

第 5 章
右冠状动脉开口病变

Khaled Hammad, Khung Keong Yeo

病例摘要

患者女性,65 岁,有高血压及高脂血症病史,表现为劳累性胸痛。患者 2013 年行 CABG 术,术式如下:LIMA 到 LAD 以及 SVG 到 OM1。心肌核素负荷试验显示下壁基底部轻度缺血(5%)。左室射血分数(LVEF)为 69%。冠状动脉造影显示自身 3 支冠脉严重病变,桥血管通畅。RCA 开口新发严重狭窄伴钙化(图 5.1a、b,视频 5.1 和视频 5.2)。

对 RCA 开口进行 PCI。尝试多个 6Fr 指引导管,包括带侧孔的 JR4、带侧孔的 AL0.75、带侧孔的 AR1、带侧孔的 XBRCA 和带侧孔的 JR3.5。最后使用 JR5 顺利到达 RCA 开口。导丝通过 RCA 开口困难,但最终使用 Fielder 导丝送到 RCA 远段(图 5.2a,视频 5.3 和视频 5.4)。

尽管最初的策略是先进行旋磨,但由于严重狭窄合并钙化及指引导管支撑力差,Finecross 微导管不能通过病变(图 5.2b)。不得不先用 1.0mm 和 1.5mm

---

电子补充资料　本章的在线版本(https://doi.org/10.1007/978-3-319-60490-9_5)包含补充资料,可供授权用户使用。

K. Hammad, MD, MSc • K.K. Yeo, MBBS (✉)
Department of Cardiology, National Heart Centre Singapore,
Singapore, Singapore
e-mail: yeo.khung.keong@singhealth.com.sg

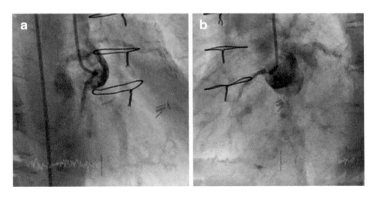

图 5.1　(a,b)伴有严重钙化的 RCA 开口病变。

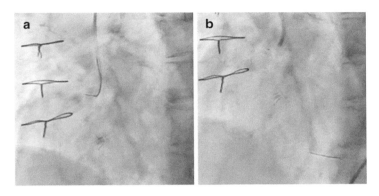

图 5.2　(a)指引导管显示 RCA 开口角度异常。尽管 Fielder 导丝通过了病变,但由于 RCA 起源异常及开口严重狭窄,指引导管支撑力很差。(b)进一步显示 Finecross 微导管通过病变困难。

半顺应性球囊预扩后,Finecross 微导管才能通过病变(图 5.3a,b)。然后将 Fielder 导丝更换为强支撑旋磨导丝。用 1.25mm 磨头成功进行旋磨(图 5.4,视频 5.5)。完成旋磨后,进一步使用 2.5mm×10mm AngioSculpt 刻痕球囊以高压力预处理(图 5.5 和图 5.6)。视频 5.6 显示了使用半顺应性球囊和刻痕球囊预扩后的 RCA(视频 5.6)。此后,顺序置入 2.5mm 和 3.0mm 药物洗脱支架,并分别用 2.75mm 和 3.5mm 非顺应性球囊后扩张,最终造影结果良好(图 5.7,视频 5.7 和视频 5.8)。

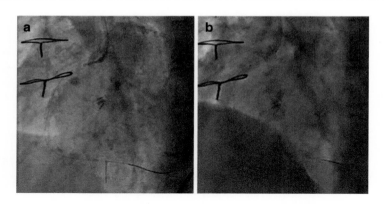

图 5.3　(a)显示 1.0mm 球囊预扩(未显示)后用 1.5mm 球囊预扩。(b)预扩后,微导管能够通过 RCA 病变及更换旋磨导丝。

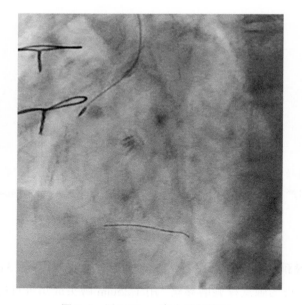

图 5.4　用 1.25mm 磨头进行旋磨。

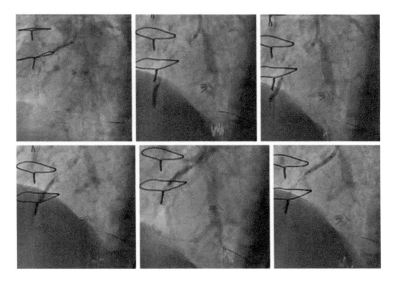

图 5.5 半顺应性和刻痕球囊预扩良好。

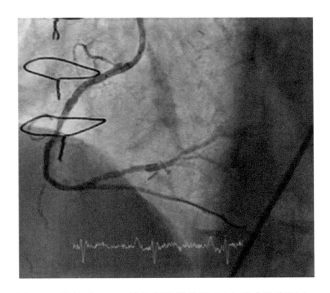

图 5.6 预扩后,RCA 的血管造影显示 RCA 残余狭窄很小。

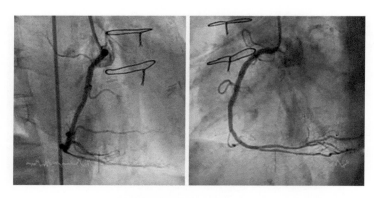

图 5.7　最终的血管造影显示结果良好。

讨论及学习要点

在对血管开口病变进行旋磨时,关键要确保指引导管的同轴,特别是指引导管难以进入冠状动脉时。如果指引导管不同轴,则磨头极有可能引起导丝断裂或损坏(详见第 23 章)。使用强支撑旋磨导丝可保持轨道平直,使磨头能够顺利前进。

- 学习如何使用序贯的小球囊对病变进行预扩以使微导管能够通过。

- 了解口部病变旋磨时指引导管同轴的重要性,从而避免导丝断裂或损坏。

- 学习当指引导管到位困难时,使用强支撑旋磨导丝可保持轨道平直。

- 学习如何使用旋磨以及球囊扩张,包括刻痕球囊对严重钙化的开口病变进行预处理。这是一个非常重要的步骤。尽管进行了旋磨,通常仍会存在残余狭窄,很难用标准的半顺应性球囊进行预扩。使用刻痕球囊或类似的球囊充分预扩张有助于更好地优化病变。在钙化非常严重的情况下,可能需要更大的磨头进行旋磨。但是,这样会加大风险和增加费用。

第 6 章
严重钙化病变的降阶小磨头策略

Richard J. Jabbour，Mauro Carlino，Antonio Colombo

病例摘要

患者男性,77 岁,稳定型心绞痛,有口服药物治疗高血压及高脂血症病史,曾于我院通过左桡动脉及 6Fr 动脉鞘行冠状动脉造影。

冠状动脉造影显示:冠状动脉呈右优势,右冠状动脉无明显狭窄,左主干正常,LAD 从开口至中段有弥漫性钙化病变(图 6.1a,b)。

最初的策略是用非顺应性球囊预扩后自 LAD 开口置入 3.5mm×38mm 药物洗脱支架。然而,2.0mm 球囊不能通过病变。因此,使用双导丝增加支撑力,然后球囊顺利通过病变。但是, 当使用 2.5mm 非顺应性球囊高压(22atm, 1atm=101.325kPa)扩张时,球囊很明显不能完全膨胀(图 6.1c)。

随后决定进行旋磨。选用 1.75mm 磨头,尝试几次,均不能通过 LAD 近段严重的钙化病变(图 6.1d)。因此,我们换用更小的 1.25mm 磨头,几次尝试后顺利通过病变(图 6.2a)。

然后,我们继续进行预扩张,但是 3.0mm 非顺应性球囊尽管用 22atm 仍不能完全膨胀并存在凹痕(图 6.2b)。因此,需要对斑块进一步旋磨销蚀,我们

R.J. Jabbour, MD • M. Carlino, MD
San Raffaele Hospital, Milan, Italy
e-mail: richard.jabbour03@imperial.ac.uk

A. Colombo, MD (✉)
Department of Cardiology, San Raffaele Hospital, Milan, Italy
e-mail: colombo.antonio@hsr.it

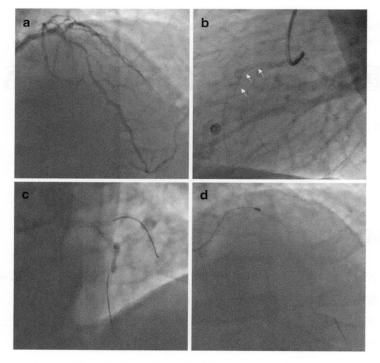

图 6.1　(a)头位示左前降支从近段到中段的长段弥漫性病变。(b)白色箭头示左前降支钙化严重。(c)2.5mm 非顺应性球囊在 22atm 高压扩张下仍有凹痕。(d)尝试用 1.75mm 磨头进行旋磨,但没能通过 LAD 近段的严重钙化病变。

决定使用更大的 1.75mm 磨头。这次磨头顺利通过(图 6.2c)。

　　之后,我们能够使用 3.5mm 非顺应性球囊对斑块进行处理。再依次置入 4 枚药物洗脱支架(3.5mm×20mm,3.5mm×32mm,3.0mm×20mm,30mm×12mm),最终造影结果良好(图 6.2d)。

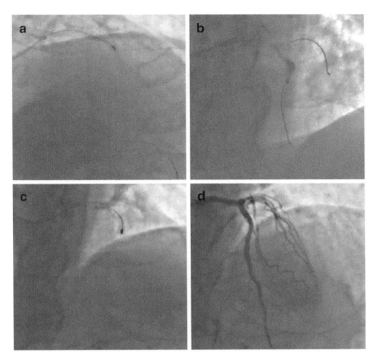

图 6.2　(a)较小的 1.25mm 磨头成功通过病变。(b)3.0mm 非顺应性球囊在 22atm 高压扩张下未完全膨胀并存在凹痕。(c)1.75mm 磨头顺利通过病变。(d)依次置入 4 枚药物洗脱支架后造影结果良好。

讨论及学习要点

　　本病例强调了支架植入前充分预处理病变的价值。重要的是不要过于剧烈地推送磨头通过钙化病变,从而尽量减少磨头嵌顿的风险。当大磨头不易通过病变时,降阶使用更小的磨头可能会成功。

第 **7** 章
左前降支复杂病变

Arie Steinvil, Lowell Satler

病例摘要

患者男性,93 岁,有高血压、高脂血症、永久性心脏起搏器植入术病史,冠心病史并接受 PCI 治疗,于 LAD 近段置入支架,房颤病史,严重症状性主动脉瓣狭窄,主动脉瓣最大/平均跨瓣压差为 52/32mmHg(1mmHg≈0.133kPa),瓣口面积为 0.6cm²。患者以前能够进行基本活动,有恶化性心绞痛和劳力性呼吸困难。在用心导管进行经皮主动脉瓣置换术(TAVR)前评估时发现,左前降支中段存在严重的钙化病变(图 7.1,视频 7.1)。心外科医生认为,患者不能耐受外科手术。后经心脏团队综合评估决定,先进行 PCI 治疗,为之后的 TAVR 手术创造条件。

在 Finecross 微导管的支持下,将 Fielder 导丝穿过病变送到左前降支远段。沿导丝送 1.5mm×12mm 半顺应性球囊不能通过病变。随后选用 1.5mm 磨头在未预扩张的情况下,以 170 000r/min 的转速从左前降支近段到中段进行旋磨。旋磨后发现 LAD 中段夹层,导致血流动力学障碍,继而出现心源性休克

电子补充资料　本章的在线版本(https://doi.org/10.1007/978-3-319-60490-9_7)
包含补充资料,可供授权用户使用。

A. Steinvil, MD • L. Satler, MD (✉)
Medstar Washington Hospital Center, 110 Irving Street,
Washington, DC, USA
e-mail: satlerlowell@gmail.com

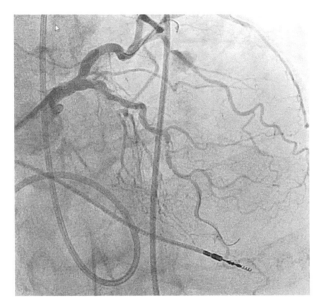

图 7.1　左前降支近段、中段严重钙化。

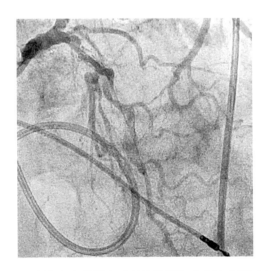

图 7.2　使用 1.5mm 磨头在左前降支病变处旋磨造成夹层,导致血流动力学障碍。

（图 7.2，视频 7.2）。即刻给予正性肌力药，并于对侧股动脉置入主动脉球囊反搏泵后，患者情况好转并稳定。后置入 4 枚金属裸支架覆盖夹层，包括 2 个 2.0mm×8mm、2 个 2.25mm×8mm，造影显示血管形态良好（图 7.3，视频 7.3）。

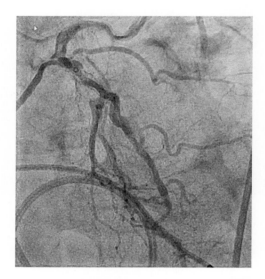

图 7.3　植入 4 枚金属裸支架覆盖夹层后，造影显示效果良好。

讨论及学习要点

对于严重钙化高危病变，应该在适当处理后进行旋磨。旋磨可能会引起无血流或慢血流，其中最重要的原因就是操作引起的冠状动脉夹层。为此，心脏导管室应事先准备必要的抢救设施来应对可能出现的高危并发症[如麻醉器具、血流动力学支持设备（如主动脉球囊反搏泵等）]。

第 8 章
复杂病例：术前旋磨为 TAVR 做准备

Bradley D. Stauber，Reginald I. Low，Jason H. Rogers，Gagan D. Singh

病例摘要

患者男性，84 岁，Ⅲ 级心绞痛伴心力衰竭，主动脉瓣重度狭窄，伴右冠状动脉严重钙化阻塞性病变。为进行 TAVR，先对右冠状动脉进行了 PCI 治疗。

术前，先于右心室内植入临时起搏器，造影显示右冠状动脉全程严重、弥漫性钙化病变（图 8.1）。先将 0.014″指引导丝送到右冠状动脉远段，使用 2.0mm OTW 球囊，交换强支撑旋磨导丝到血管远段。选 1.5mm 磨头以 150 000r/min 转速反复推送旋磨 60s（图 8.2）。重复造影显示仍存在明显钙化（图 8.3）。然后更换 1.75mm 磨头，采用相同的方式再次旋磨。之后用标准 0.014″指引导丝交换旋磨导丝。再使用 3.0mm×15mm AngioSculpt 刻痕球囊扩张。接下来，植入 3.0mm×28mm 药物洗脱支架至 RCA 中远段，3.5mm×38mm 药物洗脱支架至 RCA 中段，最后植入 3.5mm×28mm 药物洗脱支架至 RCA 近段。所有支架内均采用高压进行后扩张（图 8.4 至图 8.6）。最终造影显示，右冠状动脉内支架相互重叠，扩张良好。

B.D. Stauber, DO • R.I. Low, MD • J.H. Rogers, MD
Division of Cardiovascular Medicine, University of California,
Davis Medical Center, Sacramento, CA, USA

G.D. Singh, MD (✉)
Division of Cardiovascular Medicine, University of California,
Davis Medical Center, 4860 Y Street, Suite 2820,
Sacramento, CA 95817, USA
e-mail: drsingh@ucdavis.edu

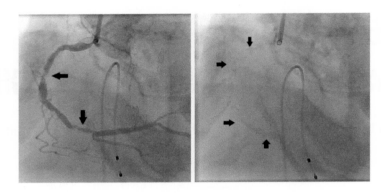

图 8.1　右冠状动脉造影结果(左),箭头示严重阻塞性病变。右侧图中箭头所示为透视条件下显示的严重钙化病变。

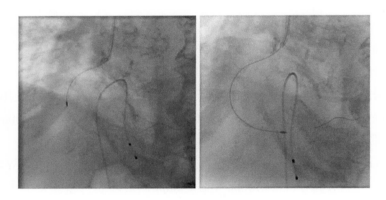

图 8.2　用 1.5mm 磨头旋磨右冠状动脉。

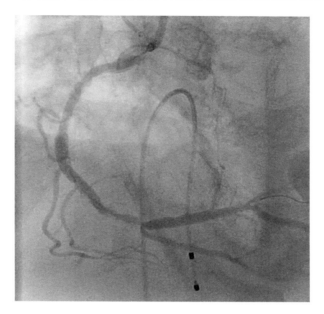

图 8.3 经过 1.5mm 磨头旋磨后的造影结果。

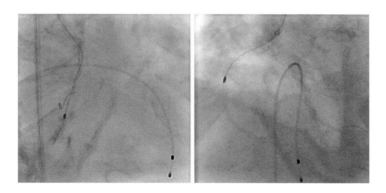

图 8.4 更换 1.75mm 旋磨头再次旋磨右冠状动脉。

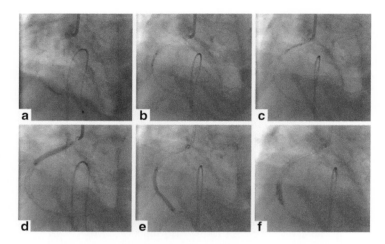

图 8.5　刻痕球囊按由近到远的顺序扩张(a~c),之后置入支架(d,e)并进行后扩张(f)。

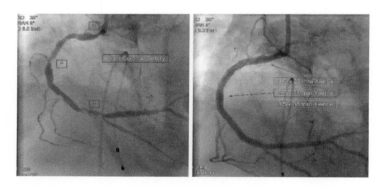

图 8.6　PCI 手术前后的影像对比。

讨论及学习要点

在严重的主动脉瓣狭窄患者进行旋磨是安全的。在本病例中,避免血流动力学不稳定很关键,因为一旦出现血流动力学不稳定,可能使已经存在的严重主动脉瓣狭窄患者状态急剧恶化。植入临时起搏器用来减少完全性房室传导阻滞的风险,尤其是对右冠状动脉进行旋磨时更是如此。

第 9 章

复杂病例：左主干旋磨

Bradley D. Stauber，Reginald I. Low，Gagan D. Singh

病例摘要

患者男性，88 岁，因高危 NSTEMI 进行了冠状动脉造影。结果显示：严重左主干病变，99%狭窄，累及左前降支和左旋支近段，Medina1，1，1 型（图9.1）。病变严重钙化（图 9.2）。右冠状动脉近段慢性完全闭塞病变，同时可见左-右及右-右的侧支循环（图9.3）。置入主动脉球囊反搏泵以加强冠状动脉灌注。请心胸外科医师会诊；然而，因为患者高龄且存在多种并发症，所以进行外科血管重建的风险较高。

24h 后，患者被带回导管室，给予气管插管，拔除 IABP 泵。通过股动脉建立动静脉通路，置入心肺支持系统（ECMO）。然后，选择 8Fr 的 JL4.0 指引导管置于左主干。操控 0.014″指引导丝通过左主干病变进入左旋支分支的第一钝

电子补充资料　本章的在线版本（https://doi.org/10.1007/978-3-319-60490-9_9）
包含补充资料，可供授权用户使用。

B.D. Stauber, MD • R.I. Low, MD
Division of Cardiovascular Medicine, University of California,
Davis Medical Center, Sacramento, CA, USA

G.D. Singh, DO (✉)
Division of Cardiovascular Medicine, University of California,
Davis Medical Center, 4860 Y Street, Suite 2820,
Sacramento, CA 95817, USA
e-mail: drsingh@ucdavis.edu

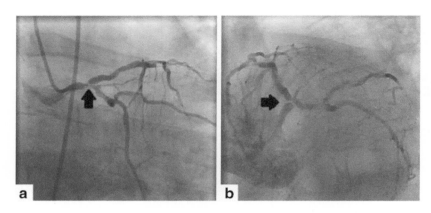

图 9.1　造影显示重度左主干狭窄病变,累及左前降支和左旋支近段,属 Medina1,1,1 型分叉病变(黑色箭头示)。

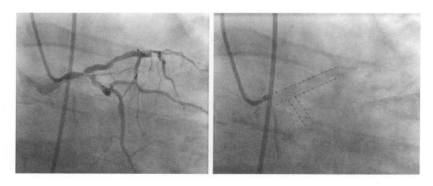

图 9.2　右前斜位造影和透视影像显示左前降支和左旋支显著的弥漫性钙化病变(虚线示)。

缘支。使用 2.0mm 的 OTW 球囊交换 0.009″强支撑旋磨导丝(图 9.4)。

撤出 OTW 球囊后,用 1.25mm 磨头自左主干到左旋支,再到第一钝缘支进行旋磨。转速为 150 000r/min,多次往返,直到旋磨头移动毫无阻力和减速。撤出 1.25mm 磨头,利用 OTW 球囊将旋磨导丝置入左旋支远段,送入 1.5mm 磨头,重复之前的步骤再次旋磨(图 9.5 和图 9.6)。随后造影显示出现 C 型 NHLBI 血管夹层(也称为 Ellis Ⅰ 型血管穿孔-心肌染色)(图 9.5,视频 8.1)。

由于患者血流动力学稳定,我们选择不因夹层而撤出 LCX 内导丝。利用 OTW 球囊,用 0.014″的普通导丝交换旋磨导丝。然后将一根 0.014″的亲水导

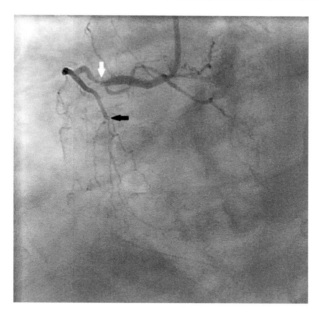

图 9.3　右冠状动脉造影显示,血管近段完全闭塞病变(白色箭头示)。同时可见右冠状动脉自身形成的侧支循环,其中包括来源于锐缘支的供血(黑色箭头示)。

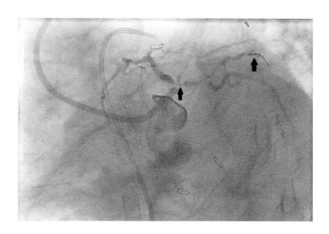

图 9.4　首先用 0.014″的 Fielder FC 指引导丝通过左主干病变(近段黑色箭头示),进入左旋支分支,第一钝缘支(远段黑色箭头示),然后利用 OTW 球囊,用 0.009″的强支撑力旋磨导丝交换 Fielder 导丝。

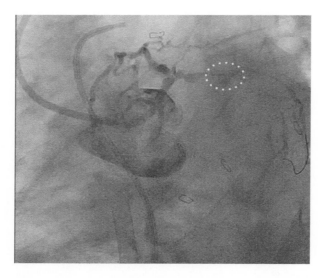

图 9.5 左旋支旋磨后出现 Ellis Ⅰ型穿孔(白圈),显示造影剂溢到血管外,但没有向远处流,只是在局部形成帽状染色。

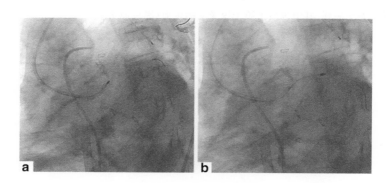

图 9.6 1.25mm(a)、1.5mm(b)磨头旋磨左旋支。

丝通过病变送达左前降支远段,再利用 OTW 球囊交换 0.009″旋磨导丝到前降支。对于位于左旋支内的额外导丝,在磨头避开左旋支内导丝后,再开始旋磨非常重要(图 9.7)。先后选用 1.5mm、1.75mm 磨头进行旋磨。充分旋磨后,退出磨头,再利用 OTW 球囊换回 0.014″指引导丝。

接下来,使用 3.0mm、2.5mm 的刻痕球囊分别扩张 LM+LAD 和 LCX (图 9.8)。选择 mini-crush 双支架术式。先将一个新的 3.0mm 的非顺应性球囊置于

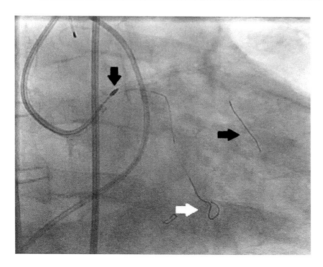

图 9.7　1.75mm 磨头旋磨左前降支近段,左旋支内保留导丝。黑色箭头示磨头和左前降支内导丝的位置,白色箭头示旋支内导丝的位置。

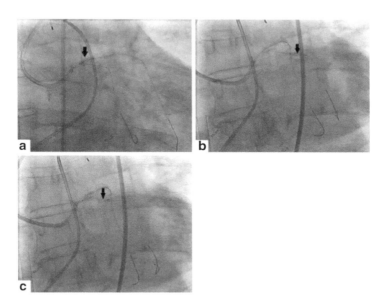

图 9.8　置入支架前用刻痕球囊再次对病变进行扩张。

左前降支中段，于左旋支内置入 2.5mm×38mm、2.5mm×20mm 药物洗脱支架，支架近段与左旋支开口对齐。造影确认支架位置良好后,释放支架(图 9.9)。

撤出左旋支内支架释放系统，回撤左前降支中段球囊横跨旋支开口,对突出的支架梁进行"挤压"(图 9.10)。撤出 3.0mm 非顺应性球囊,从左主干到左前降支近段跨越置入 3.0mm×18mm 支架。撤出原旋支内导丝,经新置入的 LM/LAD 支架网眼重新送入导丝。然后,对左前降支和旋支内支架分别进行后扩张,并完成最后的对吻扩张。最终造影显示支架扩张良好,血流 TIMI 3 级(图 9.11)。之后停止心肺支持。

讨论及学习要点

这个病例展示了具有复杂解剖结构的左主干分叉病变。一般情况下,旋

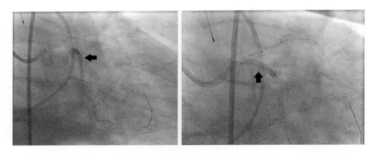

图 9.9　左旋支内置入药物洗脱支架,2.5mm×38mm(左),2.5mm×20mm(右)。

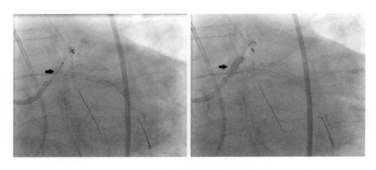

图 9.10　先将球囊越过左旋支置于左前降支内(左),球囊回撤扩张挤压左旋支内支架(右)。

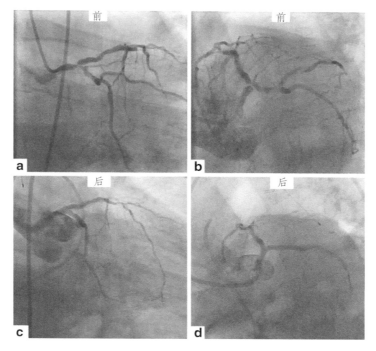

图 9.11　支架置入前造影图像(a,b)，支架置入后的最终造影图像(c,d)。

磨前撤出边支内导丝很重要。但是在这个病例的处理过程中，由于旋支病变严重，而且在夹层区域，LCX 有随时发生血管闭塞的危险。我们选择越过旋支内导丝旋磨左前降支。这种处理方法不能作为常规建议，只有在像这个病例或更极端的情况下，由有经验的术者操作。

　　另一个需要学习的重点是对患者进行充分的手术准备。患者的右冠状动脉为慢性完全闭塞病变，基本上只有左主干为整个心脏供血。可是左主干、左前降支和左旋支也存在严重病变，因此认为需要 ECMO 的支持。在 ECMO 的支持下，手术得以安全进行。在复杂、高危的情况下，为了取得最好的治疗效果，术者必须计划好血流动力学支持策略。可以选择 IABP 泵、Impella、ECMO 或者其他类似的设备。

第 10 章
复杂病例：左主干和左前降支

Jiang Ming Fam，Soo Teik Lim

病例摘要

　　患者女性，69 岁，因心绞痛收住院。其危险因素包括糖尿病、高血压和高脂血症，以及糖尿病肾病所致的终末期肾衰竭，已行透析治疗。术前 1 个月出现严重胸痛。入院后早期行冠状动脉造影，造影显示严重的左主干病变（图 10.1a、b，视频 10.1 和视频 10.2）。体格检查无特殊发现。经过讨论，患者拒绝高风险外科手术，决定行高风险 PCI。

　　通过右股动脉入路，使用 7Fr EBU3.5 指引导管提供支撑力。旋磨导丝通过病变，尝试使用血管内超声（IVUS）；但 IVUS 导管（Boston Scientific OptiCross 40MHz 135cm^R）不能通过（图 10.2）。遂应用 1.5mm 磨头以 150 000r/min 转速（图 10.3a；视频 10.3 和视频 10.4）进行旋磨，之后用更大的 2mm 磨头进行再旋磨（视频 10.5 和视频 10.6）。病变充分预处理后，最后成功通过 IVUS 导管（图 10.4a，b 和 10.5a~d）。接着，用非顺应性球囊 5.0mm×15mm 以 18atm 进行预扩张（图 10.6a~d）。于左主干至左前降支近段置入 5mm×26mm 药物洗脱支

电子补充资料　本章的在线版本（https://doi.org/10.1007/978-3-319-60490-9_10）包含补充资料，可供授权用户使用。

J.M. Fam, MBBS • S.T. Lim, MBBS (✉)
National Heart Centre Singapore, 5 Hospital Drive,
Singapore 169069, Singapore
e-mail: lim.soo.teik@singhealth.com.sg

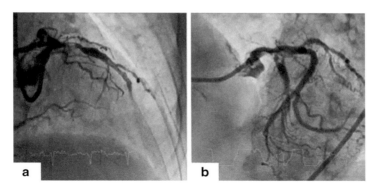

图 10.1　(a,b)左主干和左前降支严重钙化狭窄。

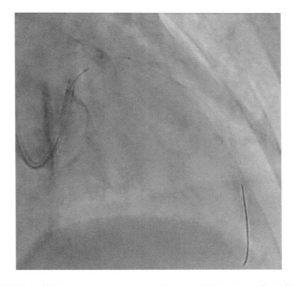

图 10.2　IVUS 导管(Boston Scientific OptiCross 40MHz 135cm^R)不能通过病变。

架(图 10.7a~c)。用 5.0mm×15mm(18atm)和 5.5mm×12mm(12atm)非顺应性球囊进行后扩张。最终造影结果显示良好(图 10.8a、b,视频 10.7 和视频 10.8)。

讨论及学习要点

IVUS 在评估左主干解剖、选择治疗策略和优化支架植入方面是非常有用

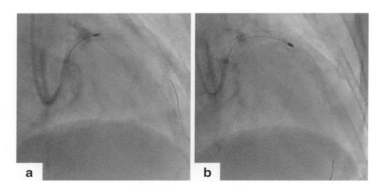

图 10.3　(a,b)显示分别应用 1.5mm 磨头和 2mm 磨头进行旋磨。

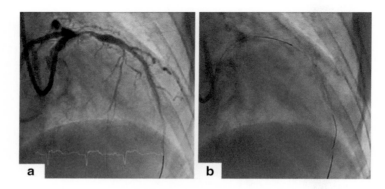

图 10.4　(a)旋磨后的血管。(b)IVUS 导管通过病变。

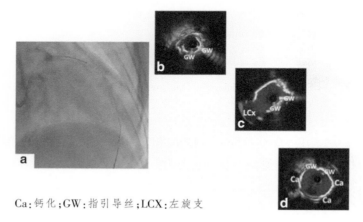

Ca:钙化;GW:指引导丝;LCX:左旋支

图 10.5　显示 IVUS 通过的节段。(a)两根导丝分别位于 LAD 和 IVUS 导管处。(b)LAD 有两根导丝。(c)LAD 开口严重环状钙化。(d)左主干环状钙化。

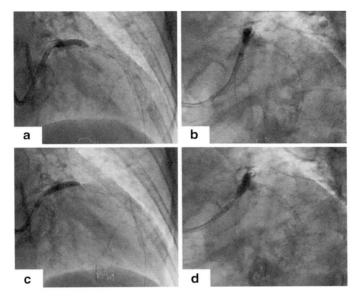

图 10.6　5.0 NC 球囊预扩张。

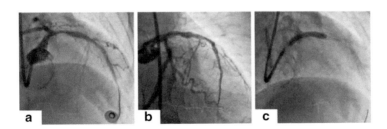

图 10.7　5.0 DES 定位和释放。

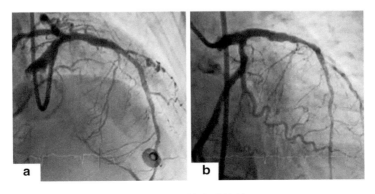

图 10.8　最终造影结果。

的侵入性诊断影像工具。因为左主干短并缺乏正常节段对照,造影在评估左主干真实管腔的大小上存在局限性。在支架植入后,IVUS 可以评估药物洗脱支架是否充分膨胀,降低贴壁不良发生率,达到病变的完全覆盖。本病例中,钙化导致的狭窄使 IVUS 导管不能通过病变,这就需要进行旋磨,将病变充分预处理好,使 IVUS 导管可以通过并且指导后续的 PCI。本病例也提示了以下知识点:

- 运用旋磨导丝通过严重狭窄病变具有可能性。
- 左主干 PCI 时,IVUS 是必备的工具。

第 11 章

复杂病例：左主干和左旋支

Arie Steinvil, Lowell Satler

病例摘要

患者女性, 66 岁, 有高血压、高脂血症、贫血、肥胖症病史, 1990 年因冠心病行 CABG（LIMA-LAD）。本次因间断出现劳力型胸痛收住院。入院后冠状动脉造影显示 LM 远段 80% 狭窄, LAD 近段 100% 闭塞, LIMA/LAD 通畅, LCX 近段 80% 狭窄, RCA 开口 50% 狭窄。心肌核素负荷试验显示小至中等面积的下壁心肌缺血, LVEF 67%。该患者进行了 LM-PCI 和 LCX-PCI。应用 3.5 EBU 指引导管, 导丝进入对角支, 应用 1.5mm 磨头在 LM 进行旋磨。接着, 将导丝送至 LCX; 但是, 球囊不能通过 LCX 病变, 考虑到局部并发症的风险遂停止操作（图 11.1 和图 11.2, 视频 11.1 和视频 11.2）。患者愿意再次尝试 PCI, 这次是在 Finecross 微导管支持下 BMW 导丝通过病变, 微导管不能通过 LCX 病变, 但是旋磨导丝紧贴 BMW 成功通过到达远段。撤出 BMW, 应用 1.25mm

电子补充资料　本章的在线版本（https://doi.org/10.1007/978-3-319-60490-9_11）包含补充资料, 可供授权用户使用。

A. Steinvil, MD
MedStar Washington Hospital Center, Washington, DC, USA

L. Satler, MD (✉)
MedStar Washington Hospital Center, 110 Irving St.,
NW, Suite 4B-1, Washington, DC 20010, USA
e-mail: satlerlowell@gmail.com

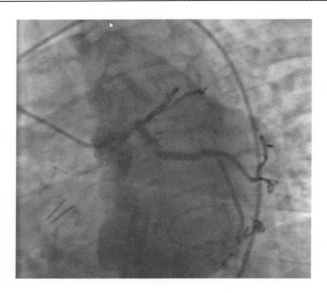

图 11.1　基线 LCX 病变。LCX 近段可见高度钙化病变。

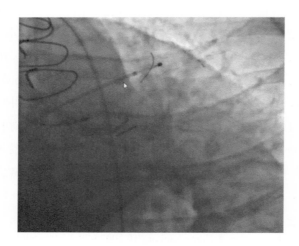

图 11.2　将一根导丝向对角支推进,用 1.5mm 磨头进行旋磨。

磨头以 170 000~180 000r/min 转速进行旋磨,随后再用 1.5mm 磨头进行二次旋磨。用 2.5mm×12mm 非顺应性球囊进行预扩张,成功进行了 LCX-PCI 和 LM-PCI,在 LCX 近段置入 3.25mm×12mm 药物洗脱支架,在 LM 置入 3.5mm× 23mm DES 并与 LCX 支架重叠(图 11.3 和图 11.4,视频 11.3 和视频 11.4)。最

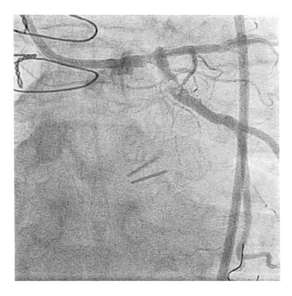

图 11.3 先用 1.25mm 磨头再用 1.5mm 磨头对 LCX 病变进行旋磨,旋磨后管腔变大,支架顺利通过。

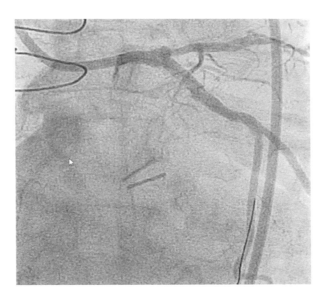

图 11.4 最终结果:在 IVUS 指导下优化了支架释放。

终造影结果显示血流 TIMI 3 级,IVUS 确认支架对位及膨胀良好。

讨论及学习要点

- 对于器械通过狭窄、钙化或扭曲的血管,用旋磨术做好病变预处理非常关键。
- 如果微导管不能通过,有时紧邻普通导丝向前推送旋磨导丝可能成功。
- 严重成角血管,如本病例中的 LCX,仍有可能采用适当的技术进行旋磨。

第 12 章
复杂病例：大隐静脉桥

Bradley D. Stauber, Reginald I. Low, Jeffrey A. Southard, Gagan D. Singh

病例摘要

患者男性，61 岁，既往行 CABG，搭了 5 个血管桥，近期再次出现严重症状，RCA 静脉桥出现严重钙化狭窄。

将 7Fr MPA 指引导管直接送到 RCA 静脉桥的血管开口（图 12.1）。将 0.014″导丝越过病变，送入 IVUS 导管评估参考血管直径和病变的钙化轮廓（图 12.2）。IVUS 提示最严重钙化处的血管直径为 3.5mm×3.0mm。

于右室植入临时起搏器。将 0.014″ 指引导丝换为强支撑的旋磨导丝。用 1.5mm 磨头（图 12.3）和 2.0mm 磨头（图 12.4）以 150 000r/min 的转速对大隐静脉桥血管进行旋磨。使用刻痕球囊进行扩张（图 12.5）。接着，重叠放置 3 个 4.0mm×28mm 依维莫司 DES（图 12.6 至图 12.8）。再次送入 IVUS 导管，影像显示支架在某些区域膨胀不良，用 5.0mm 非顺应性球囊进行支架后扩张（图 12.9）。最终造影结果完美（图 12.10）。

B.D. Stauber, MD • R.I. Low, MD • J.A. Southard, MD
Division of Cardiovascular Medicine, University of California,
Davis Medical Center, Sacramento, CA, USA

G.D. Singh, MD (⊠)
Division of Cardiovascular Medicine, University of California,
Davis Medical Center, 4860 Y Street, Suite 2820,
Sacramento, CA 95817, USA
e-mail: drsingh@ucdavis.edu

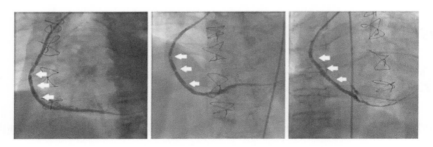

图 12.1 　RCA 静脉桥血管造影显示多处严重阻塞病变。

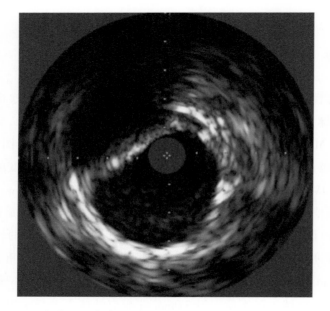

图 12.2 　超声显示静脉桥血管严重钙化(白色),特别是在 9~12 点。

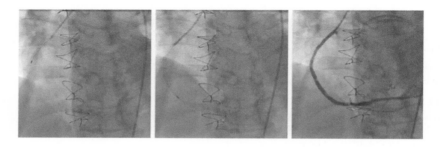

图 12.3 　用 1.5mm 磨头对静脉桥进行旋磨,旋磨后重复造影。

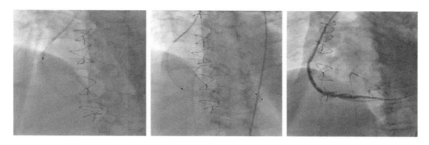

图 12.4　用 2.0mm 磨头对静脉桥进行旋磨，旋磨后重复造影。

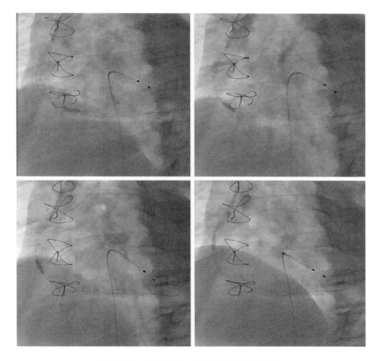

图 12.5　静脉桥血管刻痕球囊扩张。

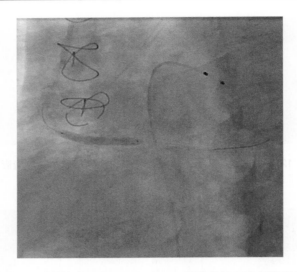

图 12.6　重叠放置 3 个 4.0mm×28mm 依维莫司 DES 于静脉桥。

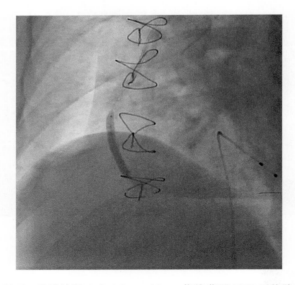

图 12.7　重叠放置 3 个 4.0mm×28mm 依维莫司 DES 于静脉桥。

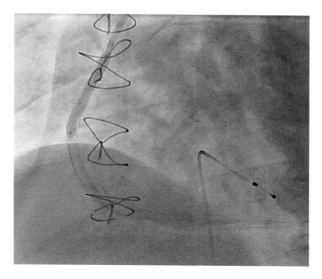

图 12.8　重叠放置 3 个 4.0mm×28mm 依维莫司 DES 于静脉桥。

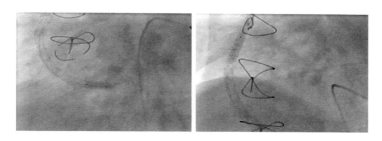

图 12.9　在支架重叠处用非顺应性球囊进行支架后扩张。

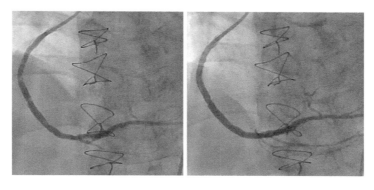

图 12.10　最终造影结果（右）与介入前造影结果（左）的比较。

讨论及学习要点

对大隐静脉桥血管病变，在选择出的合适患者中进行旋磨术具有可行性。在这种情况下应用旋磨，与严重狭窄和钙化病变的常规旋磨不同，不是去旋磨出一条通路，而是在钙化病变内旋磨出裂痕、裂缝，以实现更好的血管预处理，并优化支架扩张。

第 13 章
复杂病例：支架内再狭窄

Bradley D. Stauber, Reginald I. Low, Jeffrey A. Southard, Gagan D. Singh

病例摘要

患者男性，51岁，有缺血性心肌病病史（左室射血分数较低，为25%），曾因高危非ST段抬高型心肌梗死行右冠状动脉支架植入术。

本次左侧冠状动脉造影可见左冠状动脉轻到中度非阻塞性病变（图13.1）。在单纯透视尚未造影的情况下，右冠状动脉全程可见之前植入的支架影（图13.2）。造影之后，可见右冠支架内近段以及中段有严重的支架内再狭窄，狭窄程度可达到90%（图13.3）。随后，撤掉造影管，更换7Fr AL0.75指引导管拟进行旋磨术，与此同时在右室心尖部植入临时起搏器。

先使用0.014″的指引导丝通过右冠状动脉中段严重狭窄处，随后替换为0.014″强支撑旋磨导丝。先多次使用1.25mm磨头对病变处进行旋磨（图13.4）。随后将1.25mm磨头升级为1.5mm磨头再次给予多次旋磨（图13.5）。旋磨之后的造影可见右冠状动脉原先狭窄处得到明显改善，但仍有残余管腔

B.D. Stauber, DO • R.I. Low, MD • J.A. Southard, MD
Division of Cardiovascular Medicine, University of California,
Davis Medical Center, Sacramento, CA, USA

G.D. Singh, MD (✉)
Division of Cardiovascular Medicine, University of California,
Davis Medical Center, 4860 Y Street, Suite 2820,
Sacramento, CA 95817, USA
e-mail: drsingh@ucdavis.edu

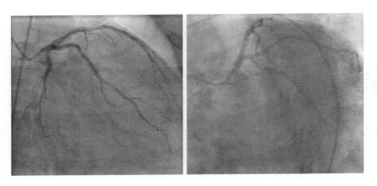

图 13.1 左冠状动脉造影可见左前降支以及左旋支有弥漫性病变,呈轻到中度狭窄,冠状动脉血流通畅。

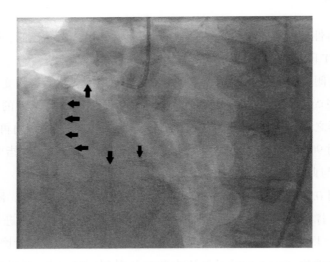

图 13.2 在右冠状动脉造影管尚未注射造影剂的情况下,可见支架影(黑色箭头示支架影构成的右冠轮廓)。

狭窄(图 13.6)。随后使用刻痕球囊对狭窄处进行切割预扩张(图 13.7a,b)。随后置入一枚 3.5mm×38mm 药物洗脱支架(图 13.7c),并使用 4.0mm×12mm 非顺应性球囊进行支架后扩张(图 13.7d)。最终造影显示右冠状动脉病变完美解决(图 13.8),TIMI 3 级血流。围术期未发生任何并发症。

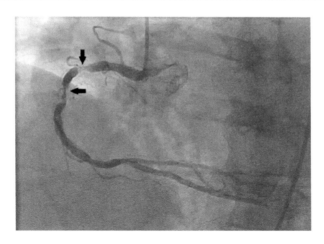

图 13.3　造影可见右冠状动脉近段、中段有明显重度支架内再狭窄（黑色箭头示）。

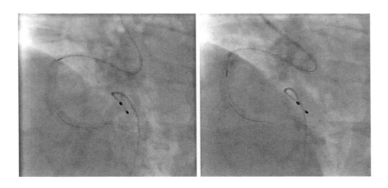

图 13.4　使用 1.25mm 磨头对右冠状动脉进行旋磨。

讨论及学习要点

本例患者成功使用旋磨术处理了严重的支架内再狭窄。既往支架植入并不是旋磨术的禁忌证。本例患者，右冠状动脉本身的扭曲以及之前病变的长支架都给 PCI 术造成了一定的困难，在使用旋磨术对病变进行预处理后，PCI 术变得较为简单易行。

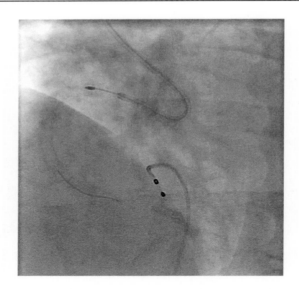

图 13.5　使用 1.5mm 磨头对右冠状动脉进行旋磨。

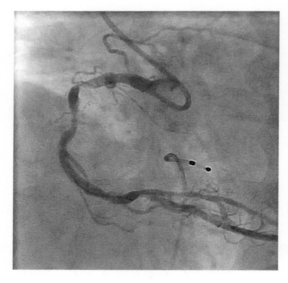

图 13.6　旋磨后,右冠状动脉造影可见狭窄得以改善,但仍有残余狭窄。

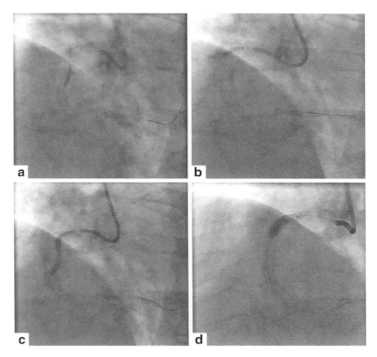

图 13.7　(a,b)为刻痕球囊对狭窄处进行切割预处理,随后(c)置入 3.5mm×38mm 药物洗脱支架并进行(d)后扩张处理。

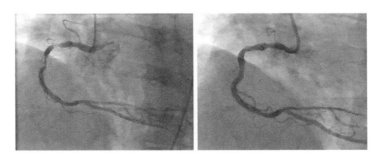

图 13.8　旋磨术处理支架内再狭窄的右冠状动脉术前及术后的造影对比。

第 14 章
复杂病例:高危急性冠脉综合征

Timothy Watson,Hee Hwa Ho,Paul Jau Lueng Ong

病例摘要

　　患者男性,68 岁,有糖尿病、高血压、慢性肾病、高脂血症和周围动脉疾病病史,本次因非 ST 段抬高型心肌梗死入院。患者既往有冠心病,曾两次因冠状动脉问题于左前降支中段和近段植入支架。

　　入院后行冠状动脉造影,见冠状动脉广泛钙化。左主干末端重度狭窄,可见斑块延伸至左前降支及左旋支近段(图 14.1 和图 14.2,视频 14.1 和视频 14.2),为典型的真性前三叉病变。第一对角支闭塞。右冠严重钙化,中到重度弥漫性病变(图 14.3,视频 14.3)。Syntax 评分为 33 分。给患者置入主动脉球囊

───────────────

电子补充资料　　*本章的在线版本* (https://doi.org/10.1007/978-3-319-60490-9_14)
包含补充资料,可供授权用户使用。

T. Watson, MBBS, MD, MRCP, FACC, FESC (✉)
Department of Cardiology, Tan Tock Seng Hospital,
Singapore 308433, Singapore

Faculty of Medical and Health Sciences,
The University of Auckland, Private Bag, 92019 Auckland,
New Zealand

H.H. Ho, MBBS, FRCP (Edin), FACC
P.J.L. Ong, MBBChir, FRCP, FESC
Department of Cardiology, Tan Tock Seng Hospital,
Singapore 308433, Singapore
e-mail: timothy_james_watson@ttsh.com.sg

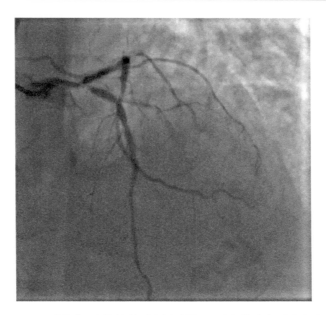

图 14.1 后前位+头位投射下左冠造影,显示左前降支严重病变。

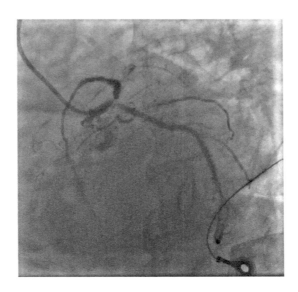

图 14.2 左冠状动脉在足位造影。注意:严重的左主干分叉病变(Medina 分型为 1,1,1 真分叉病变)。

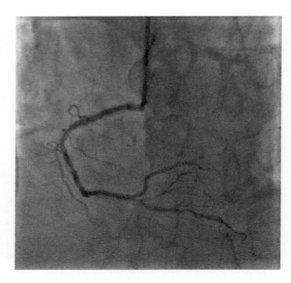

图 14.3　左前斜位右冠状动脉造影。注意:弥漫性中度狭窄病变。

反搏泵,建议其进行急诊外科旁路移植术。

　　患者整体状态稳定并转入了距离最近的外科中心。由于患者持续发热,临床状况高危,外科医生在全面评估患者情况后认为旁路移植术风险巨大,遂将患者转回进一步治疗。不幸的是,患者同时出现了急腹症,CT 提示肠梗死。外科团队建议患者急诊剖腹手术。由于患者为冠脉左主干病变,麻醉科医师拒绝对患者进行麻醉。所以综合考虑,最终决定首先对患者进行急诊 PCI 术,之后在逆转全身肝素化后转到外科进行治疗。

　　右侧桡动脉入路,使用 6Fr XB3.5 指引导管。先在左前降支送入 0.009″软旋磨导丝。用 1.5mm 磨头持续轻柔地对病变进行旋磨,转速为 190 000r/min,每次旋磨 20s,中间稍作停歇以防止出现无复流,总共旋磨 60s(图 14.4,视频 14.4)。在确认无明显夹层之后,撤出旋磨导丝送入左旋支。仍然用 1.5mm 磨头采用同样的操作技术对左旋支进行旋磨,转速为 190 000r/min,总共旋磨 40s。在对左前降支和左旋支进行旋磨的过程中,患者的生命体征及血流动力学始终平稳。

　　旋磨后,分别在左前降支和左旋支置入 High TorqueBalance 导丝(Abbott Vascular,IL,USA)(视频 14.5)。随后使用 3.0mm×15mm 非顺应性球囊对左主

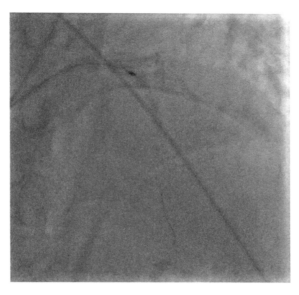

图 14.4　左冠状动脉造影，前后位+头位。注意：使用 1.5mm 磨头对左前降支以及左主干病变进行旋磨。

干以及邻近的左前降支和左旋支节段进行预扩张处理。在左旋支植入一枚 3.5mm×12mm 的药物洗脱支架，随后采用 T 支架技术，从左前降支跨越至左主干置入一枚 3.5mm×20mm 的药物洗脱支架（图 14.5，视频 14.6 和视频 14.7）。分别对两支架进行后扩张以及最后球囊对吻扩张。最后对左主干的支架采用 4mm×12mm 非顺应性球囊以 20atm 压力后扩张。

最终造影结果良好，整个过程中患者血流动力学稳定（图 14.6 和图 14.7，视频 14.8 和视频 14.9）。之后，患者迅速被转到外科进行剖腹探查处理急腹症。术中见大段肠缺血，尽管做了外科切除，但是仍于 4d 后死亡。

讨论及学习要点

本例患者为高危复杂病例，首先使用旋磨术对左主干前三叉进行了处理，随后进行了 PCI 术。尽管 PCI 术很成功，但是患者仍然因为肠梗死引起的败血症和代谢性酸中毒而死亡。

对分叉病变的每个分支序贯进行旋磨是可行的[1]。这种策略存在额外的

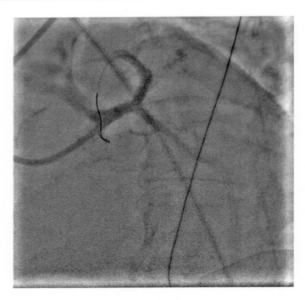

图 14.5　左冠状动脉蜘蛛位造影。注意：患者冠状动脉钙化很严重，好在支架的定位点可协助支架定位并释放。

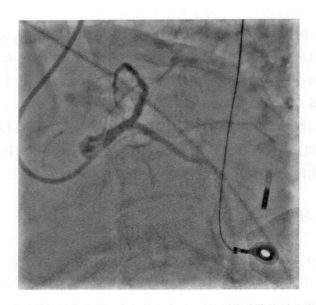

图 14.6　左冠状动脉蜘蛛位造影。支架植入术后，可见冠状动脉的严重狭窄得以处理。

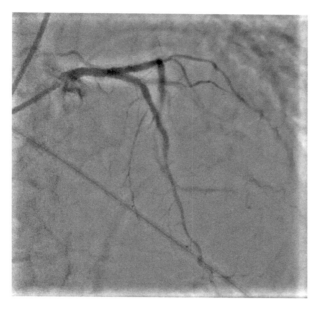

图 14.7　左冠状动脉头位造影。支架植入后，可见左前降支血流良好，左前降支开口病变得以解除。

风险，当对分叉病变的第二支分支进行旋磨时，需要暂时将导丝从第一个分支内撤出。所以，重要的是避免导丝进入因旋磨造成的夹层。

参考文献

1. Ito H, Piel S, Das P, Chhokar V, Khadim G, Nierzwicki R, Williams A, Dieter RS, Leya F. Long-term outcomes of plaque debulking with rotational atherectomy in side-branch ostial lesions to treat bifurcation coronary disease. J Invasive Cardiol. 2009;21:598–601.

第 15 章
复杂病例：旋磨术治疗急性心肌梗死

Jonathan Yap, Jack Wei Chieh Tan

病例摘要

患者 65 岁，印度籍男性，有糖尿病、慢性肾病和哮喘病史。患者的心电图提示广泛前侧壁 ST 段抬高型心肌梗死，伴有心源性休克，合并气管插管以及植入主动脉球囊反搏泵。冠状动脉造影提示严重三支钙化病变（图 15.1 至图 15.3，视频 15.1 至视频 15.3）。患者家属拒绝行外科冠状动脉旁路移植术。由于患者的心源性休克症状有加重趋势，遂决定对其进行多支血管 PCI 术。

先后使用 2.0mm 的顺应性以及 2.5mm 非顺应性球囊对右冠状动脉进行预扩张。但是病变无法充分扩张（图 15.4，视频 15.3 和视频 15.4）。随后使用 1.5mm 磨头对右冠状动脉进行两次旋磨（图 15.5，视频 15.5），以更好地预处理右冠。随后，对病变处重叠置入两枚 3.5mm 支架，并使用 3.5mm 高压球囊进行后扩张。视频 15.6 可见右冠状动脉支架完美扩张。

随后，术者准备对左旋支进行处理，但是发现球囊无法通过病变到达左旋支远段，最终决定对 LCX 给予药物保守治疗。随后尝试使用 2.0mm 球囊对

电子补充资料　本章的在线版本（https://doi.org/10.1007/978-3-319-60490-9_15）
包含补充资料，可供授权用户使用。

J. Yap, MBBS, MPH • J. Wei Chieh Tan, MBBS (✉)
Department of Cardiology, National Heart Centre Singapore,
5 Hospital Drive, Singapore, Singapore, 169069
e-mail: jack.tan.w.c@singhealth.com.sg

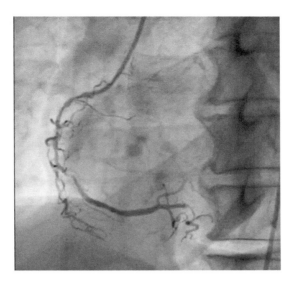

图 15.1　右冠状动脉造影提示近段到中段广泛弥漫性钙化性病变。

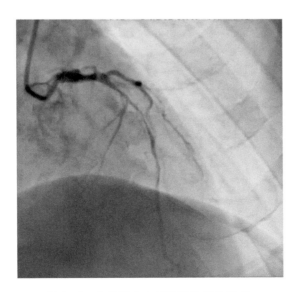

图 15.2　左前降支全程弥漫性钙化病变。

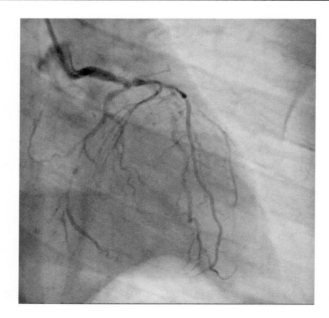

图 15.3 左旋支远段钙化病变。

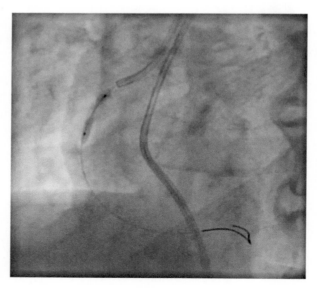

图 15.4 使用 2.5mm 高压球囊预处理右冠状动脉可见由于钙化过重造成球囊扩张不良的"狗骨头"现象。

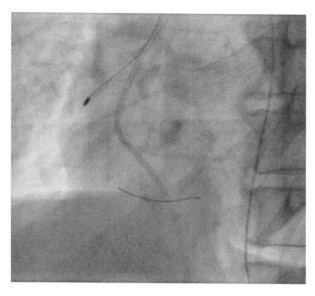

图 15.5 使用 1.5mm 磨头对右冠状动脉进行旋磨处理。

左前降支进行预扩张,但球囊无法通过左前降支钙化病变(视频 15.7)。

于是,我们使用 1.5mm 磨头对左前降支成功进行旋磨(视频 15.8)。充分旋磨预处理后,3.0mm 高压球囊对左前降支进行扩张。随后顺利地将 3 枚支架重叠置入左主干-左前降支中段(4.5mm、3.5mm 和 2.75mm),并使用 3.5mm 非顺应性球囊后扩张支架。最终,使用 IVUS 检查支架位置及膨胀良好,支架周围血管无明显边缘夹层。最终造影结果满意。

讨论及学习要点

本病例患者的 PCI 处理亮点在于成功地使用旋磨术预处理急性 ST 段抬高型心肌梗死合并心源性休克患者的严重钙化血管, 如果不使用旋磨术处理,常规方法无法对病变进行充分的预处理。

在 ST 段抬高型的急性心肌梗死患者中,旋磨并非常规的操作,本病例患者的情况使用旋磨术属于超适应证。最令人担忧的并发症是慢血流或无复流现象,导致远段栓塞及再灌注损伤[1]。所以,对 STEMI 患者进行旋磨时,要格外注意及预防这类并发症出现。

　　药物预防的方法有使用配置旋磨液（鸡尾酒方法：硝酸甘油、维拉帕米等），有时候需要使用血小板糖蛋白Ⅱb/Ⅲa受体拮抗剂[2]。手术操作预防无复流的办法有缩短旋磨的时间、降低旋磨速度以及选用磨头-血管直径比例更小的磨头[2]。

　　一旦出现了无复流或者慢血流，首先应当除外影响心外膜血管血流的机械因素。之后，对于已出现的无复流，由于阻塞主要发生于微循环，治疗以药物治疗为主[1]。药物包括硝酸酯类、腺苷、钙拮抗剂等（最好使用微导管将药物送至血管远段）。

　　旋磨术是介入医生的重要武器，可以在急性ST段抬高型心肌梗死患者的介入治疗中发挥重要的作用，尤其是那些复杂的血管病变。当然，需要注意的就是预防和处理无复流。

参考文献

1. van Gaal WJ, Banning AP. Percutaneous coronary intervention and the no-reflow phenomenon. Expert Rev Cardiovasc Ther. 2007;5(4):715–31.
2. Barseghian A. Breaking the rules: use of rotational atherectomy in STEMI. Cath Lab Digest. 2014;22(3):54–55

第 16 章

复杂病例：右冠状动脉旋磨导致龛样夹层

Bradley D. Stauber, Reginald I. Low, Gagan D. Singh

病例摘要

　　患者男性，75 岁，有冠心病、CABG 术、糖尿病、高血压和慢性肾病病史，因非 ST 段抬高型心肌梗死入院。血管造影显示左冠静脉桥良好(图 16.1)；但是，右冠静脉桥闭塞，同时可见右冠状动脉近中段严重钙化狭窄(图 16.2)。同时，右冠状动脉造影可以看到右冠近段呈现"牧羊鞭"样。首先通过右侧股静脉在右室心尖部植入临时起搏器。随后使用 7Fr JR4 指引导管对右冠进行处理。将 0.014″导丝通过近段病变处送到右冠远段。使用 Turnpike LP 微导管(Vascular Solutions, Minneapolis, Minnesota, VSA)，置换为 0.009″强支撑旋磨导丝。移除微导管，随后使用 1.25mm 磨头以 150 000r/min 转速进行多次旋磨(图 16.3)。旋磨后进行造影，可见 RCA 近段有夹层样结构出现，可能是由于该处严重钙化、导丝损伤或者本身"牧羊鞭"样形态所致(图 16.4)。在这样的情况下，发现 RCA 龛样夹层后，关键是确保指引导丝在位。随后，我们使用微

B.D. Stauber, DO • R.I. Low, MD
Division of Cardiovascular Medicine, University of California,
Davis Medical Center, Sacramento, CA, USA

G.D. Singh, MD (⊠)
Division of Cardiovascular Medicine, University of California,
Davis Medical Center, 4860 Y Street, Suite 2820,
Sacramento, CA 95817, USA
e-mail: drsingh@ucdavis.edu

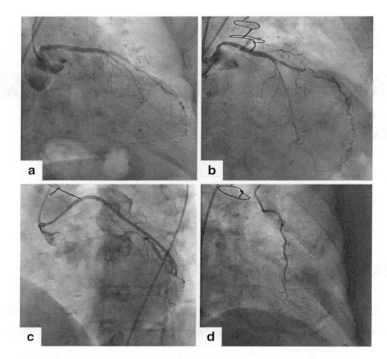

图 16.1 左冠状动脉基线血管造影(a,b)显示钝缘支静脉桥(c)和左前降支-左乳内动脉桥(d)。

导管置换出 0.009″旋磨导丝,换为 0.014″强支撑导丝。通过预扩张和刻痕球囊分别对病变处进行预处理。随后在右冠状动脉近段置入一枚药物洗脱支架。充分扩张后,在支架外仍看到局部造影剂滞留的"帽子"样的结构(图 16.5)。随后,我们选择在支架内置入另一枚支架以增加支架梁支撑(图 16.6)。随后对该病变部位支架内进行高压后扩张。最终造影显示右冠状动脉近段支架位置良好(图 16.7)。

讨论及学习要点

旋磨很容易造成局部夹层[1]。这会导致血管腔增大超过磨头直径。这常见于血管扭曲或者偏心性斑块同时有导丝切割斑块的情况下。在本病例患者,旋

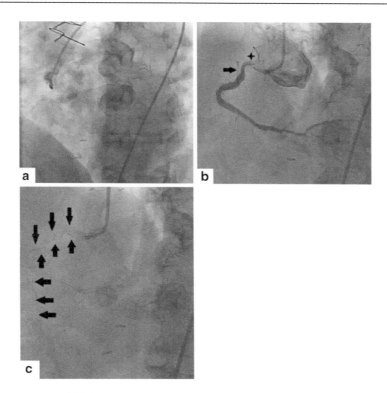

图 16.2　右冠状动脉静脉桥闭塞(a)，原右冠(b)呈"牧羊鞭"样形态和右冠弥漫性钙化病变(黑色箭头示)。在无造影剂(c)的情况下，右冠可见钙化沉积(箭头示右冠钙化轮廓)。

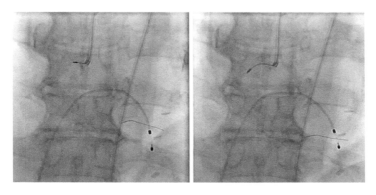

图 16.3　用 1.25mm 磨头对右冠状动脉近段进行旋磨。

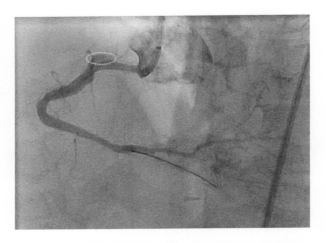

图 16.4　右冠状动脉近段夹层。白色圆圈示夹层位置。

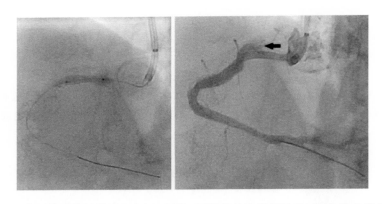

图 16.5　右冠状动脉近段置入支架(左图),可见帽状造影剂滞留(右图,黑色箭头示)。

磨之后龛样夹层出现在右冠近段,处理的办法就是确保导丝在位并增加一枚支架覆盖该处病变。但是需要注意的是,并非所有的这种龛样夹层都需要处理,有时候仅需要保守治疗并观察。

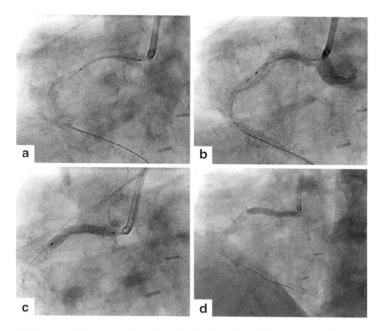

图 16.6　右冠置入第一枚支架之后,再次串联一枚支架以加强覆盖病变。

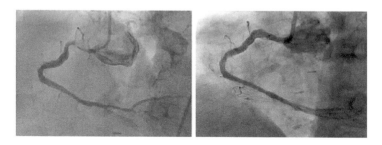

图 16.7　右冠状动脉术前和术后的对比。

参考文献

1. Tomey MI, Kini AS, Sharma SK. Current status of rotational atherectomy. J Am Coll Cardiol Intv. 2014;7(4):345–53.

第 **17** 章
复杂病例：右冠状动脉远段旋磨

Khung Keong Yeo

病例摘要

　　患者男性，77 岁，以急性冠脉综合征入院。该患者有糖尿病、高血压、高脂血症病史，同时有吸烟史。入院后造影提示三支病变，病变累及左主干。右冠状动脉图像见图 17.1 和图 17.2（视频 17.1 和视频 17.2）。该患者左心室功能较差，收缩压为 90mmHg。患者拒绝外科手术治疗，强烈要求介入治疗，属于高危 PCI。

　　我们先进行右冠处理。先通过左侧股动脉植入 IABP（主动脉球囊反搏泵）。右室心尖部植入临时起搏器。使用 6Fr JR4 指引导管处理右冠。由于患者血管钙化，我们拟采用旋磨术。先将标准 0.014″工作导丝送入右冠并放置于左室后支。使用 Finecross 微导管置换该导丝为强支撑旋磨导丝。随后使用 1.25mm 磨头，以 150 000r/min 转速旋磨右冠，一直到右冠左室后支（图 17.3 和图 17.4，视频 17.3 和视频 17.4）。整个过程需要轻柔地将旋磨系统跟进，以使磨头到达右冠较远段。旋磨结束后，再更换为工作导丝，球囊预处理病变后，置入一枚药物洗脱支架（DES）。最后，造影显示右冠状动脉处理完美，血流 TIMI 3 级（见图 17.5 和图 17.6，视频 17.5 和视频 17.6）。

电子补充资料　本章的在线版本（https://doi.org/10.1007/978-3-319-60490-9_17）
包含补充资料，可供授权用户使用。

K.K. Yeo, MBBS
Department of Cardiology, National Heart Centre Singapore,
5 Hospital Drive, Singapore 169069, Singapore
e-mail: yeo.khung.keong@singhealth.com.sg

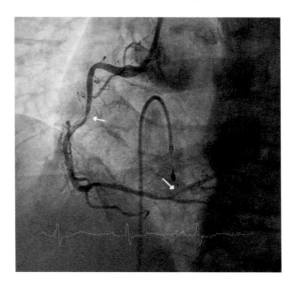

图 17.1　右冠状动脉左前斜位造影提示严重狭窄(白色箭头示)。

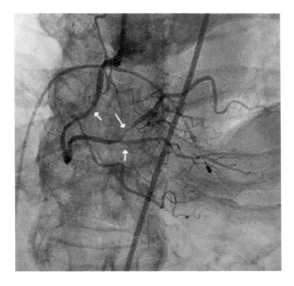

图 17.2　右冠状动脉头位造影提示严重狭窄(白色箭头示)。

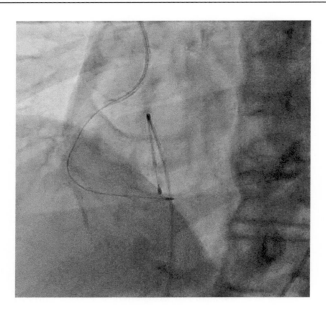

图 17.3　图像显示右冠状动脉远段-左室后支处进行旋磨(左前斜位)。

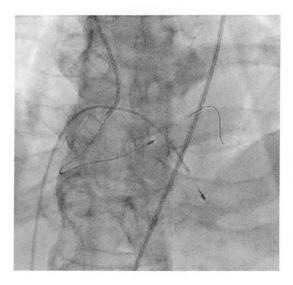

图 17.4　图像显示右冠状动脉远段-左室后支处进行旋磨(头位)。

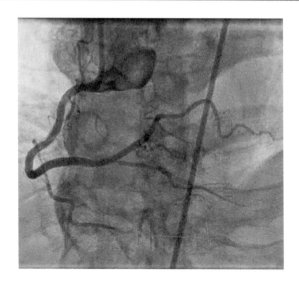

图 17.5　最终造影结果（头位）。

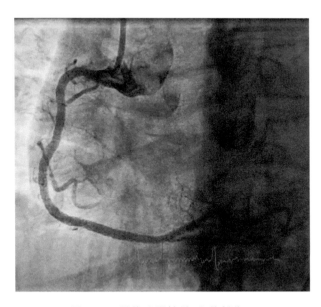

图 17.6　最终造影结果（左前斜位）。

讨论及学习要点

本病例提示旋磨术可以用于血管远段病变处理。主要的风险和技术要点如下：

1.旋磨时，难以将磨头推送至血管远段。然而，为了让磨头到达足够远段，这一操作是必要的。这样的技术需要有经验的术者与助手密切合作。另外，在退出磨头时，术者要注意不要深插指引导管以免造成血管损伤。

2.由于血管远段口径小，理论上讲旋磨过程中容易发生穿孔或者夹层，所以选择小一点儿的磨头可以避免出现这些风险。

3.指引导管的支撑力要足够，否则磨头进入的时候容易把指引导管顶出，进而造成导丝脱出。所以，要点如下：

- 血管远段病变可以使用旋磨术进行处理。
- 旋磨的时候要注意如何轻柔地推进旋磨系统。
- 在旋磨远段血管的时候要注意选择小一号的磨头。

第 18 章

复杂病例：旋磨术在心源性休克患者中的应用（1）

Bradley D. Stauber，Reginald I. Low，Gagan D. Singh

病例摘要

患者男性，77 岁，有终末期肾衰竭病史，因缺血性心肌病（左室射血分数 30%）以及非 ST 段抬高型心肌梗死合并肺水肿入院。收缩压为 90mmHg。右心导管显示患者的肺动脉平均压为 32mmHg，肺动脉楔压为 25mmHg，预估心排血量为 2.42L/min，心脏指数为 1.56L/(min·m²)，外周血管阻力为 180kPa·s/L，提示容量负荷加重以及心源性休克。通过冠状动脉造影可见患者左主干钙化严重，左前降支近段、中段狭窄 90%（图 18.1）。左旋支中段也有 95% 狭窄。右冠状动脉自近段、中段完全闭塞，右冠可见自身侧支循环影（图 18.2）。

首先给患者植入 IABP 提供血流动力学支持。由于患者多支重度病变，经与心脏外科医生讨论，对方认为外科手术风险巨大，最终决定行 PCI 治疗。

B.D. Stauber, DO • R.I. Low, MD
Division of Cardiovascular Medicine, University of California,
Davis Medical Center, Sacramento, CA, USA

G.D. Singh, MD (⊠)
Division of Cardiovascular Medicine, University of California,
Davis Medical Center, 4860 Y Street, Suite 2820,
Sacramento, CA 95817, USA
e-mail: drsingh@ucdavis.edu

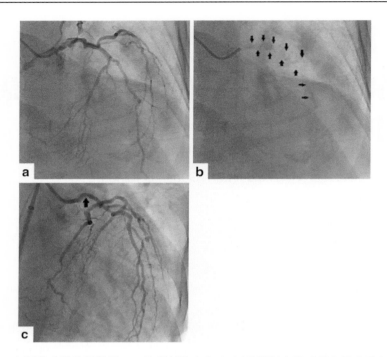

图 18.1　左冠状动脉造影提示：(a)造影剂注入和(b)无造影剂充盈时黑色箭头示左主干及左前降支明显钙化。(c)黑色箭头示左主干 60%狭窄。

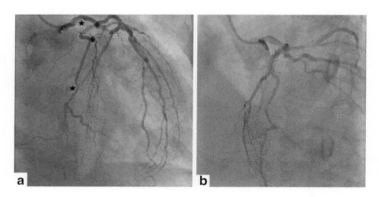

图 18.2　不同体位的左冠状动脉造影提示左主干、左前降支中段、左旋支中段狭窄病变(a~c)。右冠状动脉中段完全闭塞，可见自身侧支循环(d)。(待续)

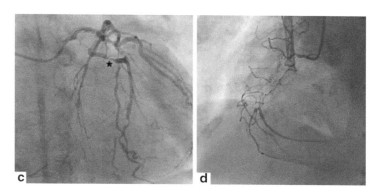

图 18.2(续)

使用 7Fr XB 指引导管置于左冠状动脉开口。先将 0.014″工作导丝送入左旋支远段,后行球囊扩张预处理,随后置入两枚 2.5mm×12mm 支架,之后使用 2.75mm 高压球囊后扩张支架(图 18.3 和图 18.4)。随后将导丝送入左前降支内,经由 Corsair 微导管将导丝置换为 0.009″强支撑旋磨导丝(图 18.5)。随后

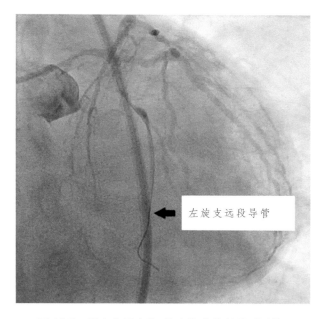

图 18.3　置入支架之前,将左旋支导丝送至远段。

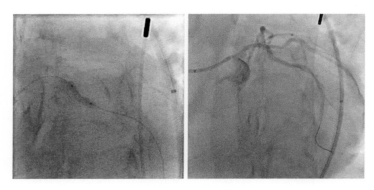

图 18.4　左旋支支架植入(左图)并后扩张。

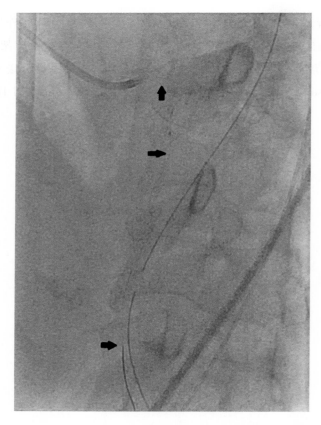

图 18.5　旋磨之前,将左前降支普通工作导丝通过 Corsair 微导管置换为旋磨导丝。

使用 1.25mm 磨头，以 150 000r/min 转速对左前降支进行旋磨，随后升级磨头，分别用 1.5mm、1.75mm 磨头旋磨处理左前降支(图 18.6)。随后，先后使用 2.0mm 和 2.5mm 刻痕球囊对旋磨后的病变进行切割预处理。之后将一枚 2.75mm×28mm DES 释放在左主干远段至左前降支近段，之后由近到远依次重叠植入 2.25mm×28mm 和 2.25mm×16mm 支架一直到左前降支远段，然后进行高压后扩张(图 18.7)。最后，把一枚 3.5mm×33mm 支架置入左主干并先后使用 4.0mm×15mm 及 4.5mm×15mm 高压球囊进行后扩张(图 18.8)。最终造影结果完美(图 18.9)。

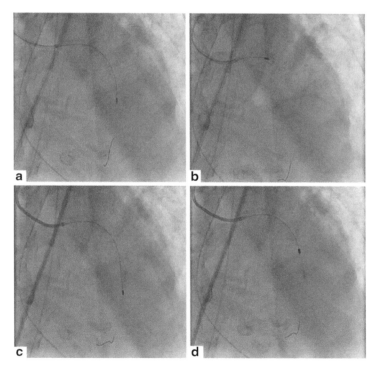

图 18.6　左前降支旋磨:先后使用 1.25mm(a)、1.5mm(b,c)和 1.75mm(d)磨头进行旋磨。

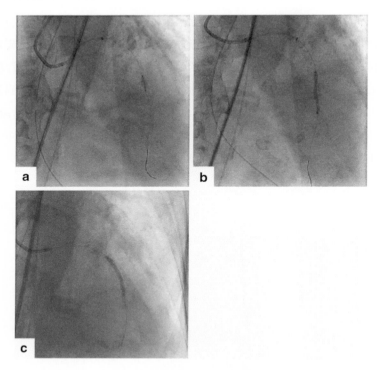

图 18.7　刻痕球囊切割左前降支(a),并于左前降支中段和远段置入支架(b,c)。

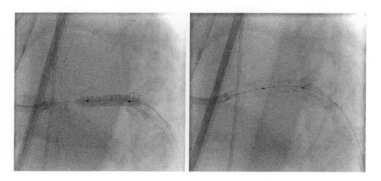

图 18.8　在左主干 3.5mm×33mm 处重叠置入支架(左图),随后使用非顺应性球囊进行后扩张(右图)。

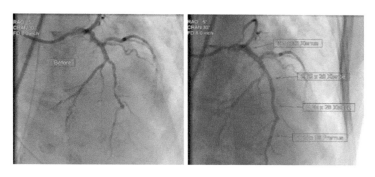

图 18.9　术前和术后造影对比。

讨论及学习要点

本病例患者在心源性休克、三支病变合并左主干病变的情况下使用了旋磨术。旋磨术应用于这类患者有很大的风险，容易出现并发症。但是，无论如何，旋磨术都是介入医师的重要武器，在有丰富经验的术者、良好的器械辅助以及充足预案的前提下，如使用 IABP 的情况下，应用旋磨术是安全的。

第 19 章

复杂病例：旋磨术在心源性休克患者中的应用(2)

Timothy Watson，Paul Jau Lueng Ong

病例摘要

患者为老年女性，70 岁，因胸痛、气短进行性加重 2d 就诊于急诊科。患者有高血压、高脂血症、2 型糖尿病病史。患者于 2008 年曾确诊左主干、三支病变，但拒绝行冠状动脉旁路移植术。

入院后，患者气短加重，同时出现低血压，需要升压药物维持血压。心电图显示胸导 R 波递增不良、侧壁导联 ST 段压低 2mm。患者接受负荷剂量替格瑞洛之后，被送往导管室尝试血管介入治疗，患者明确表示拒绝开胸旁路移植术。

经右侧股动脉置入 7Fr 鞘，在给予其 5000IU 普通肝素后，行冠状动脉造影术，考虑到患者存在持续的低血压，术中通过左股动脉植入 IABP 以改善血压。左冠状动脉造影结果显示弥漫性血管钙化，从左主干远段至左前降支、左旋支近段重度狭窄，左前降支 TIMI 2 级血流（图 19.1 和图 19.2），右冠状动脉细小（图 19.3）。

T. Watson, MBBS • P.J.L. Ong, MBBChir (✉)
Department of Cardiology, Tan Tock Seng Hospital,
11 Jalan Tan Tock Seng, Singapore 308433, Singapore
e-mail: Paul_jl_ong@ttsh.com.sg

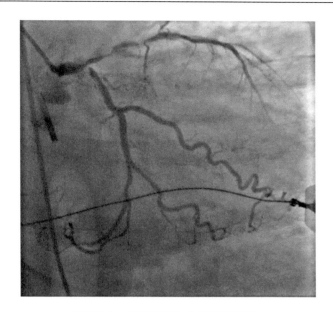

图 19.1　造影显示左主干及其分叉。

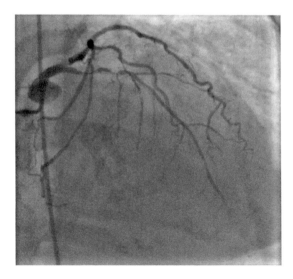

图 19.2　左前降支造影结果。

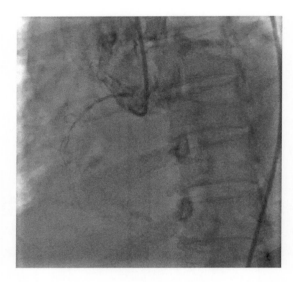

图 19.3　造影显示右冠状动脉细小,为非优势血管。

送入 7Fr XB 3.0 指引导管至左主干。分别送入 0.014″指引导丝至左前降支及左旋支。术中使用 2.5mm×15mm 球囊以 12atm 扩张左旋支开口部位(图 19.4)。将 2.0mm×15mm 顺应性球囊送至左前降支中段以 12atm 进行扩张,再以 15atm 扩张左前降支开口,整个扩张过程较困难,球囊未能充分膨胀 (图 19.5)。术中左前降支血流突然降至 TIMI 0 级(图 19.6),患者的脉搏突然消失,心电图显示无脉性电活动(pulseless electrical activity,PEA),紧急给予其心脏按压 1min 后循环恢复,再次造影显示左前降支恢复 TIMI 2 级血流。考虑到患者血流动力学不稳定,整个 PCI 过程复杂,预计手术耗时长,决定给予患者气管插管。

结合造影结果,患者左前降支重度钙化,需要行旋磨术处理钙化斑块,以便顺利完成后续血管化治疗。在给予患者气管插管的过程中,旋磨设备准备就绪。

利用微导管将左前降支指引导丝更换为旋磨导丝,同时撤出左旋支内的 Sion 导丝。重复造影显示左前降支血流消失。我们继续使用 1.5mm 的旋磨头,转速设置为 180 000r/min,对病变使用"轻拍"(tapping)式小心旋磨,每次 15s,连续 3 次,同时注意避免磨头降速。经过第二次旋磨,磨头即可相对顺利通过

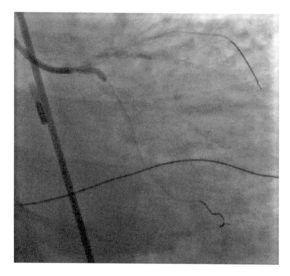

图 19.4 左旋支球囊扩张。

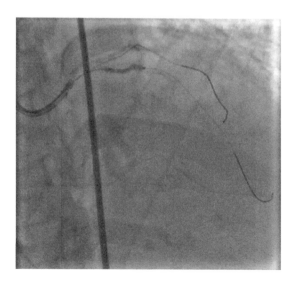

图 19.5 造影显示球囊扩张左前降支病变处存在球囊局部扩张不良。

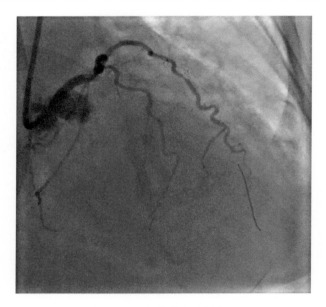

图 19.6　左前降支无复流。

左主干、左前降支近段及中段(图 19.7)。旋磨后左前降支和左旋支均恢复
TIMI 3 级血流(图 19.8 至图 19.10)。

　　将之前的 0.014″指引导丝再次送入左前降支和左旋支,退出旋磨导丝。继
续用之前的 2.5mm×15mm 非顺应性球囊以 15atm 局部扩张左前降支病变,造
影显示球囊充分扩张。术中利用双对吻挤压支架技术(DK–Crush)处理左主干
分叉病变(左主干狭窄远段至左旋支置入 DES 3mm×18mm 支架,左主干至左
前降支近段置入 3.5mm×23mm 支架)。左前降支中段重叠置入 2.75mm×28mm
药物洗脱支架。所有支架均利用非顺应性球囊以最高 20atm 充分扩张至较命
名直径大一个型号。最后,我们使用 4.50mm 非顺应性球囊扩张左主干近段完
成近段优化扩张。

　　手术结束后, 立即停用去甲肾上腺素, 只需要小剂量的多巴酚丁胺,在
IABP 的支持下血压控制在 140/80mmHg。在转入 CCU 36h 后成功拔出气管插
管,随后很快撤出 IABP 泵。

　　患者在经历了长达 26d 惊心动魄的抢救及治疗后,出院并转入社区继续
接受护理治疗,最近一次随访是在术后 2 个月,患者恢复良好,同时参加了心

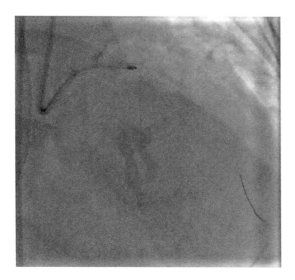

图 19.7　旋磨左前降支。

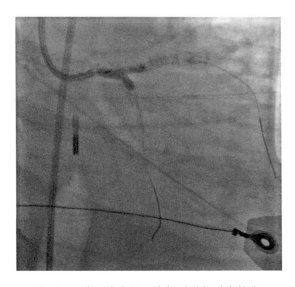

图 19.8　分叉病变置入支架后进行对吻扩张。

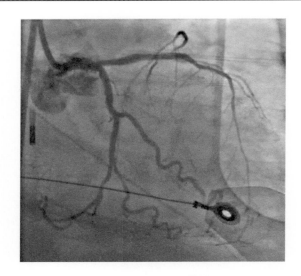

图 19.9　最终造影结果。

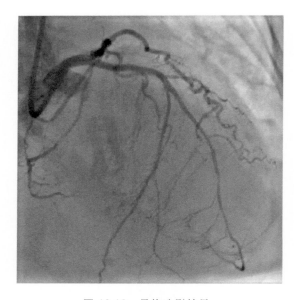

图 19.10　最终造影结果。

脏康复课程。

讨论及学习要点

这是一例高风险、复杂的 PCI 病例,几乎对所有旋磨术的禁忌都形成了挑战。旋磨术的相对禁忌证包括血栓、严重三支病变(TVD)、严重左室功能不全或无保护的左主干狭窄(LMS)。本患者因急性冠脉综合征存在心源性休克,并发无复流,对其进行了心肺复苏。后续经过 3 次非常短时间的旋磨处理左主干及左前降支的斑块,使得血管化过程得以实施,从而挽救了患者的生命。

在患者行气管插管的同时,我们将旋磨设备准备到位,整个过程节省了不少时间,除了 IABP,功效更好的左室辅助装置如 ECMO 或 Impella 可能发挥更大的作用,遗憾的是,我们中心当时无这类相关装置可用。当处理左主干病变时,应当使用 IVUS 以优化支架的植入。但是,在紧急情况下,术者应选择尽可能缩短手术的时间,而非极力追求完美。

第 20 章
复杂病例：左前降支严重弥漫性病变

Jiang Ming Fam , Khung Keong Yeo

病例摘要

　　患者男性，64 岁，因左下肢坏疽入院，入院后再发非 ST 段抬高型心肌梗死，合并充血性心力衰竭。患者有糖尿病、高血压和高脂血症等多种心血管危险因素。患者有脑梗死病史，累及右侧大脑中动脉（MCA），还有肾功能不全病史。早些时候患者血管造影显示严重三支病变，造影前已明确存在右冠状动脉的慢性完全闭塞（图 20.1 至图 20.4，视频 20.1 至视频 20.4）。心脏超声显示左室射血分数低至 30%。

　　在超声引导下成功建立左侧股动脉通路，置入 6Fr JL4.0 指引导管，首先干预左旋支，成功置入药物洗脱支架（DES）。

　　左前降支钙化严重，难以通过病变部位，改用微导管，将 0.014″ 指引导丝更换为强支撑旋磨导丝，采用 1.25mm 磨头，以 150 000r/min 的转速旋磨左前

电子补充资料　　本章的在线版本（https://doi.org/10.1007/978-3-319-60490-9_20）
包含补充资料，可供授权用户使用。

J.M. Fam, MBBS
Department of Cardiology, National Heart Centre Singapore,
Singapore, Singapore

K.K. Yeo, MBBS (✉)
Department of Cardiology, National Heart Centre Singapore,
5 Hospital Drive, Singapore 169069, Singapore
e-mail: yeo.khung.keong@singhealth.com.sg

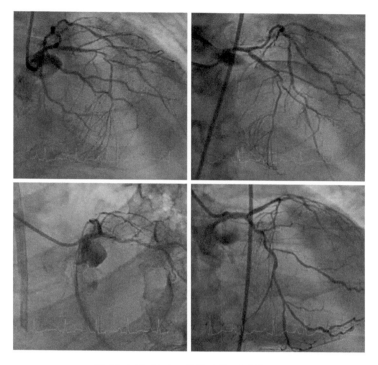

图 20.1 至 20.4 基线血管造影结果。

降支近段、中段(图 20.5 和图 20.6,视频 20.5 和 20.6)。旋磨后用 2.0mm×15mm 的半顺应性球囊预扩张病变部位对病变充分的预处理,之后将 2 枚药物洗脱支架(2.25mm×38mm 和 2.5mm×38mm)分别置入左前降支近中段。左主干至左前降支近段置入两枚药物洗脱支架(3.0mm×38mm 和 3.5mm×8mm),再给予 3.5mm×15mm 非顺应性球囊进行后扩张。造影结果良好 (图 20.7 至图 20.10;视频 20.7 至视频 20.10)。

讨论及学习要点

临床上,PCI 患者中有高达 35% 的患者存在钙化病变,尽管各种介入手术的设备器材都在不断改进,钙化病变仍然对支架植入的结果带来了很多技术上的困难,以至于对支架植入的预后造成影响。与非钙化病变相比,伴有钙化

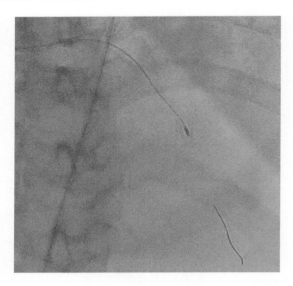

图 20.5　旋磨左前降支。

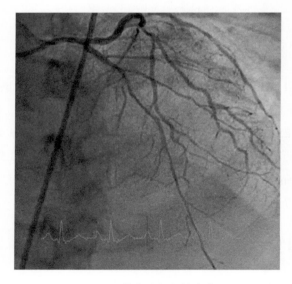

图 20.6　旋磨后的左前降支。

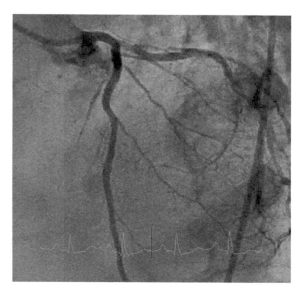

图 20.7 最终造影结果。

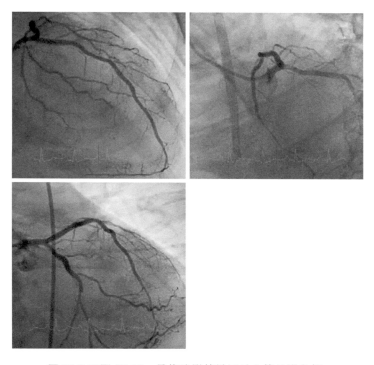

图 20.8 至图 20.10 最终造影结果显示血管显影良好。

病变的 PCI 手术复杂性增加,PCI 术后的预后也相对较差。在导丝传送、球囊预扩和后扩以及支架植入方面,术者都会遇到困难。所以可能会利用到诸如微导管(如 Finecross 及 Corsair)等相关设备来提供更加良好的支撑力,以便操作导丝。

当钙化病变影响支架植入或球囊扩张不完全时,就需要用旋磨术先处理钙化斑块,再置入支架。在本病例手术中使用旋磨术处理血管内严重钙化斑块之后,球囊才能顺利通过,完成预扩张。

通过本病例可以看出,旋磨术可以运用到严重的弥漫性血管病变,术者可能会担心血管太细小,不适合旋磨或支架植入,但是,血管口径小可能意味着血管病变弥漫,可以通过旋磨切割的方法进行扩张。但是,如果斑块负荷较重,可能会出现无复流的情况,所以术者应当在操作过程中耐心、仔细。

第 21 章
并发症:无复流

Jiang Ming Fam , Khung Keong Yeo

病例摘要

患者为老年男性,72 岁,接受冠状动脉造影检查,既往存在高血压、糖尿病等冠心病危险因素。患者存在明确的终末期肾病病史,目前接受规律透析,还患有阵发性心房颤动,目前口服华法林抗凝,此外还患有慢性贫血及消化性溃疡病。患者最近为建立动静脉瘘入院,由于在透析期间发生了 2 型心肌梗死,进而引起低血压,从而导致病情复杂化。经胸超声显示左室射血分数仍然维持在 55%,下壁及间隔可见运动异常,负荷心肌灌注检查阳性,可见前间壁心肌缺血。

冠状动脉造影结果显示左前降支近中段严重弥漫性钙化 (LAD;图 21.1a,b;视频 21.1 和视频 21.2)。使用股动脉入路置入 6Fr JL 4 指引导管,将 Abbott Vascular Hi–Torque BMW Universal 导丝送至左前降支, 病变部位用 2.0mm 半顺应性球囊扩张,但是扩张效果欠佳,可见"狗骨头征"。换用 2.5mm AngioSculpt 球囊扩张也未成功,扩张过程中因高压导致球囊破裂(视频

电子补充资料 本章的在线版本(https://doi.org/10.1007/978-3-319-60490-9_21)
包含补充资料,可供授权用户使用。

J.M. Fam, MBBS • K.K. Yeo, MBBS (✉)
Department of Cardiology, National Heart Centre Singapore,
Singapore, Singapore
e-mail: yeo.khung.keong@singhealth.com.sg

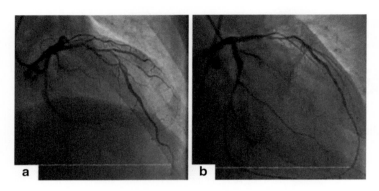

图 21.1　(a,b)基线左前降支造影结果。

21.3）。随即决定行旋磨术,采用强支撑旋磨导丝,用 1.5mm 磨头以 150 000 r/min
的转速局部旋磨（视频 21.4）。旋磨后出现无复流（视频 21.5）。采用 2.5mm×
15mm 非顺应性球囊以 18atm 局部扩张。扩张之后显示恢复 TIMI 1 级血流（视
频 21.6）。随后, 于左前降支近中段置入两枚 BioFreedom 药物洗脱支架
（3.0mm×14mm 和 2.75mm×36mm）（图 21.2a,b）。冠状动脉内给予其腺苷、硝酸
甘油和维拉帕米后（视频 21.7）,血流 TIMI 分级得以改善。随后,使用 Neich
NCS apphire Ⅱ 3.0×15 非顺应性球囊以 20atm 进行后扩, 复查造影显示左前
降支 TIMI 3 级血流（视频 21.8 和视频 21.9,图 21.3a~c）。

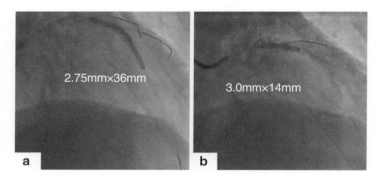

图 21.2　左前降支内旋磨后置入支架。(a)置入 2.75mm×36mm 药物洗脱支架。(b)置入
3.0mm×14mm 药物洗脱支架。

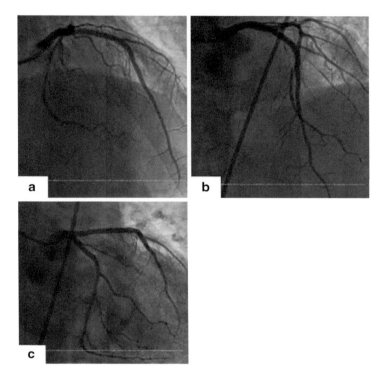

图21.3 最终造影显示血管充盈良好(a~c)。

讨论及学习要点

旋磨术后无血流,是指病变处经旋磨即使血管管腔得到恢复,但造影示无血流通过。有时虽然仍存在血流,但是 TIMI 血流等级下降,这种现象称为慢血流。

导致无复流产生的原因很复杂,如旋磨后血管远段出现血栓碎屑,或微循环血管痉挛,有时候也可因夹层影响血流所致。

以下措施有可能减少无复流或慢血流的出现:

- 缓慢、精准控制下推进磨头,类似于用砂纸打磨病变。
- 在处理长的钙化病变时,在钻头大小的选择上应当逐步增加,最好以 0.25~0.5mm 递增。

- 确保在旋磨过程中用生理盐水反复冲洗以保持头端血流。
- 使用带侧孔的指引导管。
- 使用 IABP 泵改善冠状动脉舒张期血流灌注。
- 冠状动脉内给予腺苷、硝普钠、维拉帕米和硝酸甘油可以短时间内改善无复流和慢血流,尤其在数秒和数分钟内。此外,也可以在行旋磨术之前在冠状动脉内应用这类药物进行预防:

　　－硝酸甘油:GTN100~200μg,只要血压耐受可以多次给予。

　　－维拉帕米:100~200μg。

　　－腺苷:100~200μg。因本药半衰期非常短,所以可以多次给予。但需要注意心搏骤停和触发心房颤动的风险。

　　－硝普钠:10~20μg。

- 可使用微导管(端孔或侧孔,如抽吸导管)以提高冠状动脉内给药的效能。或者使用 OTW 球囊扩张后给药,以确保药物在血管远段的作用。

第 **22** 章

并发症:旋磨头嵌顿

Lucky R. Cuenza, Aaron Wong, Kay Woon Ho

病例摘要

　　患者男性,74 岁,有吸烟史和高血压病史,因主动脉瘤,拟行血管内主动脉瘤腔内隔离术(EVAR)治疗。尽管接受了药物治疗,他仍然反复发作冠心病(心绞痛)。超声心动图测算射血分数为 72%,无局部室壁运动异常。冠状动脉造影显示严重的双血管病变,累及左前降支动脉(LAD)和钙化的右冠状动脉(RCA)(图 22.1)。当时拟对患者行双支血管 PCI 治疗。

　　选用 6Fr 鞘管经右股动脉入路,完成 LAD 近段 PCI。应用 6Fr AL1 指引导管置入右冠并送入 Sion 指引导丝(Asahi Intecc Co. Ltd, Japan)。尽管使用了 2.5mm 半顺应性球囊和 3.5mm×4.0mm 非顺应性球囊,但严重狭窄和钙化的 RCA 中段病变并没有得到充分的预扩张(图 22.2 和图 22.3)。然后决定进行旋磨治疗。

　　在行旋磨术前,由静脉植入临时起搏电极。选用 8Fr 指引导管,使用 Finecross 微导管(Terumo, Japan)将 Sion 导丝更换成易于通过 RCA 远段的旋

电子补充资料　　*本章的在线版本(https://doi.org/10.1007/978-3-319-60490-9_22)*
包含补充资料,可供授权用户使用。

L.R. Cuenza, MD • A. Wong, MBBS • K.W. Ho, MBBS (✉)
Department of Cardiology, National Heart Centre Singapore,
Singapore, Singapore
e-mail: ho.kay.woon@singhealth.com.sg

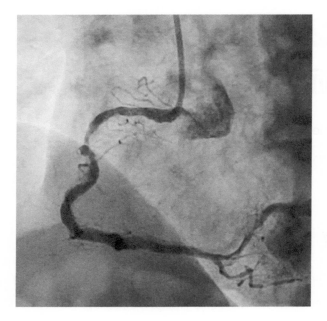

图 22.1 冠状动脉造影左前斜位可见右冠状动脉钙化、迂曲，中段 90%重度狭窄。

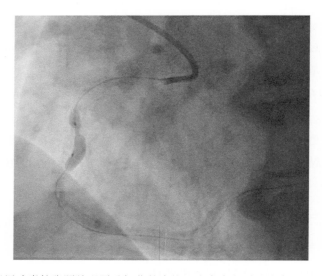

图 22.2 反复用球囊扩张预处理严重钙化的病灶。注意中段严重狭窄的"腰"仍持续存在。

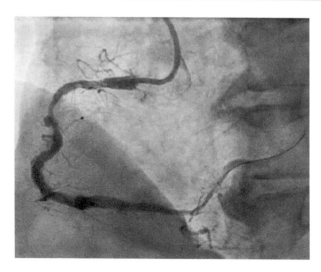

图 22.3　即使多次球囊扩张,RCA 中段病变也没有得到充分的预处理。

磨导丝(Boston Scientific;USA)。

首先选用直径 1.5mm 旋转磨头以 170 000r/min 的速度进行旋磨 RCA 钙化病变,然后更换 2.15mm 磨头以 170 000r/min 的速度再次旋磨。旋磨 2 次后,2.15mm 磨头突然卡在 RCA 中段(图 22.4 和图 22.5,视频 22.1 和视频 22.2)。

科室团队尝试经皮介入取出被嵌顿的磨头,同时紧急通知外科手术团队随时待命。直接牵拉,牵拉的同时反复开始停止低速模式的方法均无效。随后送入另一根导丝,试图让这根导丝通过被嵌顿的磨头,但也没有成功。

随后执行下述方案,我们按照以下步骤进行:①切断磨头尾段连杆与驱动鞘;②送入一个 5 Fr 120cm 指引导管(Heartrail ST01;Terumo,Japan)通过余下的旋磨系统到达磨头部位;③推送导管头端至磨头周围病变处,同时回撤磨头;④通过这种推拉技术,我们成功地撤除了被嵌顿的磨头(图 22.6 和图 22.7,视频 22.3 和视频 22.4)。

取出磨头后,冠状动脉造影显示 RCA 中部病变扩张充分,无夹层。然后,送入 Fielder 导丝至右冠状动脉远段,应用 3.5mm 刻痕球囊和 4.0mm 非顺应性球囊对病变成功进行预扩张。然后,于 RCA 近段、中段成功重叠置入两枚

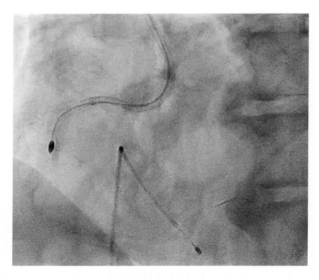

图 22.4　在旋磨过程中,2.15mm 的磨头嵌顿在右冠状动脉病变处。

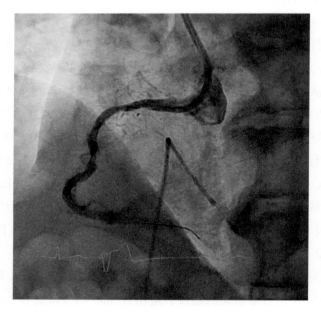

图 22.5　磨头紧紧地嵌顿在右冠状动脉中段严重钙化斑块处(补充资料见视频 22.1 和视频 22.2)。

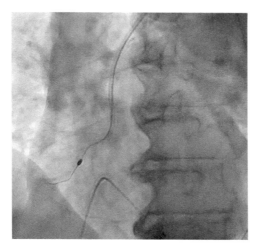

图 22.6　应用子母导管技术。切断磨头末端推进器后,将一根 5Fr 导管送至磨头处。子导管向前推进,旋磨系统带磨头反向牵拉。

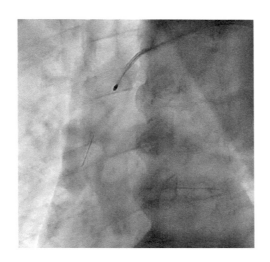

图 22.7　通过反复的牵拉成功地取出了嵌顿的磨头(视频 22.3 和视频 22.4)。

4.0mm 药物洗脱支架。然后使用 4.0mm 非顺应性球囊进行后扩张。最终血管造影结果良好,血流良好,无残余狭窄(图 22.8 和图 22.9)。

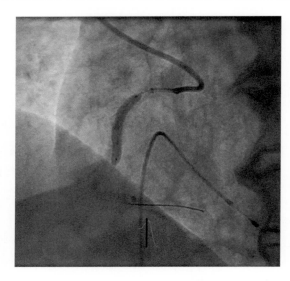

图 22.8　将药物洗脱支架置入 RCA 中段,随即撤出磨头处和预处理的部位。

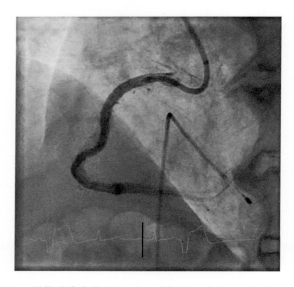

图 22.9　冠状动脉造影显示 RCA 支架植入成功,血流 TIMI 3 级。

讨论及学习要点

在药物洗脱支架时代，旋磨术的理论知识和实践经验不断增加，同时术中并发症也不断增加。磨头嵌顿事件的发生率很低，约为 0.4%[1]，但是，介入术者遇到这种情况非常可怕，需要采取紧急处理措施。磨头的外形为橄榄状，远段镶嵌金刚石，用于顺行旋磨，而近段光滑，没有金刚石。当磨头向前移动时，它平行于血管外壁曲线，向后移动时它应与血管内壁曲线平行。当磨头通过严重的钙化或通过一个长的、成角的钙化病变时可以导致磨头嵌顿。

磨头嵌顿的可能机制有两种。首先是所谓的"Kokesi 现象"，它是以日本木偶命名的，日本木偶用木头手工制作而成，大大的头部，无与躯干相连的四肢，看起来与磨头的橄榄形状非常相似（图 22.9 和图 22.10）。磨头高速旋转时的摩擦系数小于低速时的摩擦系数。旋磨产生的热量也可能增加其与斑块间的缝隙。这可能会导致磨头滑过病变，而没有祛除大量钙化组织。磨头后面的钙化病变可能阻滞了磨头的回撤。第二种机制是钙化病变阻力增加导致磨头停滞，当直径大的磨头通过长的、严重钙化的和迂曲的病变时可能发生，有时伴有冠状动脉痉挛。当一个大磨头通过复杂病变时，假如病变没有充分磨蚀，或者磨头推送过于用力，旋磨的转速可能会下降，导致磨头可能被嵌顿[2]。在我们的病例中，这两种机制可能共同参与，导致并发症的发生。

当内科处理无效时，最终的处理方案为外科急诊手术。但这种选择创伤性更大，并发症和死亡率高。多年来的研究表明，采用多种不同的技术最终可以对嵌顿的磨头进行经皮取出。第一步，应向冠状动脉内注入血管扩张剂，如硝酸甘油或维拉帕米，这样可使冠状动脉血管扩张，并有助于磨头撤出。

最简单的方法是，反复开启–关闭低速模式并手动牵拉磨头。但是，必须小心进行此操作，并密切观察相应的血管，因为牵拉磨头可能导致指引导管深插，从而导致血管损伤或穿孔。对磨头牵拉过于用力，还能导致连接杆断裂。可将指引导管撤离冠状动脉开口，在主动脉内送入指引导丝以避免牵拉磨头时，指引导管过度深插损伤血管。

我们也曾尝试了第二种方法，但未能成功，那就是送入第二根导丝穿过被嵌顿的磨头，然后用球囊扩张，使磨头和血管分离。由于磨头被严重的钙化

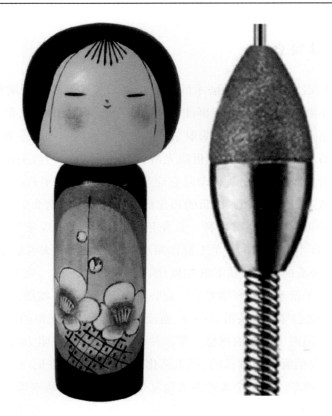

图 22.10 日本的 Kokesi 木偶(左图)具有独特的设计,类似于旋转磨头和传动轴部外观(右图)。

病变环绕,可能需要使用亲水性导丝或更硬的导丝穿过斑块。Hyogo 等[3]研究证实使用 Conquest 导丝较为有效。这可能需要一个更大内径的导管(8Fr),通过另一血管入路,送入另一指引导管,并送入第二根导丝和球囊。使用亲水导丝和更硬的导丝时应当小心谨慎, 因为这会增加冠状动脉远段血管夹层的风险。此外,球囊只能使较软斑块的血管壁扩张,钙化的血管部位仍不能充分扩张。

　　第三种方法是经皮使用圈套器, 将圈套器穿过磨头并套紧磨头近段,然后牵拉磨头,同时回撤圈套器和指引导管[4]。

　　第四种方法由 Kimura 等[5]首次报道,采用 5Fr Heartrail 子母导管回撤嵌顿磨头。本病例中我们正是采用这一方法最终获得成功。不同的是我们使用的是 5Fr Guideliner 指引导管[6](Vascular Solutions,Minneapolis,Minnesota)。

这种子母导管技术需要切断推进器附近的连接杆和鞘,然后将第二根导管或延长导管插入旋磨系统。深插导管,随后将力量集中于磨头上,向后牵拉。同时对子母导管向里推送,导管头端在磨头和斑块周围起到楔子的作用。子母导管的远段能够对病变部位给予反作用力,有利于改变连杆使之伸直,同时能够给予直接拉力从而回撤磨头,从而把整个器械拔出。使用子母导管技术可以使冠状动脉免受损伤,在我们的病例中,撤出磨头后顺利置入支架。

Dmitry[7]及其同事报道了一系列精彩的病例并进行了综述,提出了一种非常实用的旋磨器嵌顿的处理方案。首先,应尝试重新送入第二根导丝,这可能需要使用第二根指引导管或切断指引导管外鞘和去除旋磨装置外端。如果导丝能够通过磨头,应在磨头嵌顿部位行球囊扩张。另外,如果导丝不能通过磨头,或气囊扩张无效,可以尝试用深插导管的方法。其次,可以切断磨头尾端与推进器连接处,送入另一导管或应用子母导管技术深插导管。我们的病例中成功地应用了这一方法,通过深插的导管能够更好地将力量集中于磨头。如果上述失败,则应考虑外科手术。

虽然没有办法预测磨头嵌顿,但预防磨头嵌顿的常规方法包括:采用轻啄的方法移动磨头,磨头与病变的接触时间要小于15s。术者在处理偏心和钙化严重的斑块时应选用相对较小的磨头,高速旋转,以防止出现 Kokesi 现象。磨头推进过程中不应施加过大的推力,同时应避免推进过程中转速骤减(<5000r/min 或下降>10%)[8]。向冠状动脉内持续高压注入硝酸甘油和或维拉帕米有助于避免血管痉挛。

虽然磨头嵌顿并发症并不常见,但作为心脏病介入专家也应该了解各种处理方法和技巧,以便成功地取出嵌顿的磨头。

参考文献

1. Yokoi H, Nishiyama K, Andou K, Nakanishi M, Abe K, Sakai T, et al. A discussion of trapped rotablator cases. Jpn J Interv Cardiol. 1999;14:MC 009.
2. Lin CP, Wang JH, Lee W, Ku P, Yin W, Tsao TP, et al. Mechanism and management of burr entrapment: a nightmare of interventional cardiologists. J Geriatr Cardiol. 2013;10:230–4.

3. Hyogo M, Inoue N, Nakamura R, Tokura T, Matsuo A, Inoue K, et al. Usefulness of conquest guidewire for retrieval of an entrapped rotablator burr. Catheter Cardiovasc Interv. 2004;63(4):469–72.
4. Prasan AM, Patel M, Pitney MR, Jepson NS. Disassembly of a rotablator: getting out of a trap. Catheter Cardiovasc Interv. 2003;59:463–5.
5. Kimura M, Shiraishi J, Kohno Y. Successful retrieval of an entrapped rotablator burr using 5 Fr guiding catheter. Catheter Cardiovasc Interv. 2011;78:558–64.
6. Cunnington M, Egred M. Guideliner, a child-in-mother catheter for successful retrieval of an entrapped rotablator burr. Catheter Cardiovasc Interv. 2012;79:271–3.
7. Sulimov DS, Abdel-Wahab M, Toelg R, Kassner G, Geist V, Richardt G. Stuck rotablator: the nightmare of rotational atherectomy. EuroIntervention. 2013;9(2):251–8. https://doi.org/10.4244/EIJV9I2A41.
8. De Vroey F, Velavan P, El Jack S, Webster M. How should I treat an entrapped rotational atherectomy burr? EuroIntervention. 2012;12:1238–44.

第 23 章
并发症：导丝断裂

Jonathan Yap, Jack Wei Chieh Tan

病例摘要

患者为 81 岁女性，有糖尿病、高血压、高脂血症心血管危险因素，确诊为三支病变。右冠状动脉（RCA）是完全慢性闭塞性（CTO）病变，拟行经皮冠状动脉介入治疗。

RCA 钙化严重，自开口部闭塞（图 23.1，视频 23.1）。选择 6Fr AL2 指引导管，Fielder 钢丝，顺利通过 RCA-CTO 病变，使用 3mm 非顺应性球囊扩张，无法充分扩张狭窄病变。视频 23.2 显示 RCA 3mm 非顺应性球囊预扩张过程。

由于病变扩张不充分，决定进行旋磨术。将 Fielder 导丝交换成旋磨导丝，并植入临时起搏器。选用 1.5mm 的磨头进行旋磨（图 23.2，视频 23.3）。磨头前进时在右冠状动脉近段遇到阻力，旋磨导丝被切断（图 23.3，视频 23.3 和视频 23.4）。于 RCA 开口行球囊扩张，以便抓捕器顺利进入，并多次尝试用 4mm 鹅

电子补充资料 本章的在线版本（https://doi.org/10.1007/978-3-319-60490-9_23）包含补充资料，可供授权用户使用。

J. Yap, MBBS, MPH
Department of Cardiology, National Heart Centre Singapore,
Singapore, Singapore

J. Wei Chieh Tan, MBBS (✉)
National Heart Centre Singapore, 5 Hospital Drive,
Singapore 169069, Singapore
e-mail: jack.tan.w.c@singhealth.com.sg

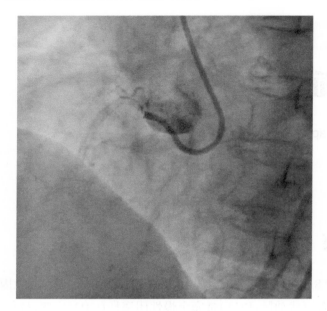

图 23.1　RCA 基线造影。

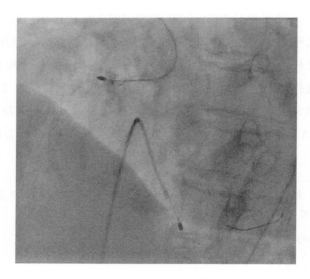

图 23.2　RCA 斑块旋磨术。

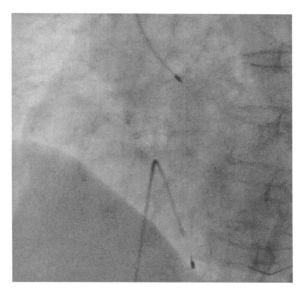

图 23.3　取出旋磨头。

颈抓捕器(视频 23.5 和视频 23.6)抓捕右冠状动脉近段的旋磨导丝末端,但均未成功。再送入两根导丝,试图与断裂导丝绞在一起,采用缠绕导丝技术取出断裂的导丝(图 23.4 和图 23.5,视频 23.7 和视频 23.8),但仍没成功。

经心脏小组讨论后,决定行外科手术。患者随后成功地进行了冠状动脉旁路移植术,术前进行了 RCA 动脉切开术,并移除了断裂的导丝。

讨论及学习要点

这个病例展示了严重的并发症——旋磨导丝断裂。在这种情况下,熟知增加导丝断裂风险的因素以及撤出导丝的方法非常重要。

导丝走行在迂曲的血管中,如血管呈环形、打结或大的弯曲(>90°角)增加了导丝断裂的风险。其他注意事项包括:避免在导丝远段旋磨,避免长时间旋磨(每次旋磨>30s)以及高速旋磨时磨头固定在一个位置不动[1]。

在上述这个病例中, 因冠状动脉开口病变使得导管与冠状动脉同轴困难。因此,磨头不能同轴通过病变,致使导管支撑力减少且推进时有较大的成

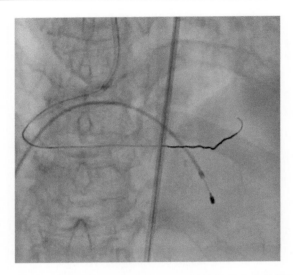

图 23.4　图像显示多根导丝缠绕在一起,试图捕捉并取出断裂的导丝。

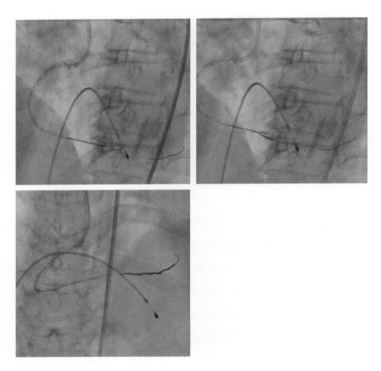

图 23.5　多根导丝缠绕在一起以试图捕获和取出断裂的旋磨导丝。

角(视频 23.3)。这可能导致磨头直接接触导丝,进而导致导丝断裂。

　　旋磨钢丝断裂可能导致冠状动脉夹层、穿孔(可能导致心包压塞)和栓塞。经皮撤出断裂导丝方法包括使用套圈器或导丝缠绕技术(上述两种方法,视频 23.5 至视频 23.8)。如果断裂发生在导丝的 X 线不可视部分,采用圈套器抓捕会比较困难[2]。另外,如果近段导丝的末梢紧贴血管壁,抓捕也比较困难。因为套圈没有足够的空间抓捕导丝末端。血管迂曲同样使得套圈器很难接近断裂导丝的末端。导丝缠绕技术是使用另外两根导丝,首先用一个 torque 将两根导丝近段固定,然后通过转动 torque 整体旋转导丝,尝试捕获断裂的导丝。这种方法简单易行,然而在本病例中仍没有成功。其他的方法包括将不能取出的旋磨导丝用支架覆盖在血管壁上。然而,这种方法能否使用,取决于导丝断裂的长度和位置。导丝断裂部位不能置入支架,导致血栓形成的风险增加。如果用介入的方法取出导丝失败,可能需要外科手术处理。

　　主要学习要点:

● 术者应当了解哪些病例导丝断裂的风险发生率高(如血管迂曲段),当处理开口病变时,确保指引导管与冠状动脉开口同轴。

● 术者还应熟知这种并发症出现时取出断裂导丝的方法。

参考文献

1. Boston Scientific. Rotablator™ rotational atherectomy system- indications, safety, and warnings. Available from: http://www.bostonscientific.com/en-US/products/plaque-modification/rotablator-rotational-atherectomy-system/indications-safety and-warnings1.html.
2. Mizuguchi Y, Yamada T, Takahashi A. Migration of a broken rotawire across the aorta during retrieval using the twin guide-wire method. Cath Lab Digest. 2013;21:30–32.

第 24 章
并发症：旋磨头脱落

Jonathan Yap, KhungKeong Yeo

病例摘要

　　患者为 84 岁的老年男性，有严重的糖尿病、高血压、高血脂及脑卒中病史。近期因非 ST 段抬高型心肌梗死入院，血管造影显示重度左主干病变及三支冠状动脉钙化病变（图 24.1 和图 24.2，视频 24.1 和视频 24.2）。建议行冠状动脉旁路移植（CABG）术，但患者拒绝。此次患者因非 ST 段抬高型心肌梗死再发伴急性肺水肿入院，并行气管插管。由于患者血流动力学不稳定，经多学科团队讨论，最终决定行 PCI 术以紧急完成血运重建。

　　由于本病例为高危冠状动脉介入，首先经左侧股动脉植入主动脉球囊反搏泵以提供循环支持。考虑到钙化程度，决定采用旋磨术对病变进行预处理。Finecross 微导管最初很难通过 LCX 病变。于是先后使用 1.0mm 和 1.5mm 球囊对 LCX 进行预扩张，从而允许微导管通过病变完成指引导丝交换入强支撑旋磨导丝。首先使用 1.25mm 磨头进行旋磨（图 24.3，视频 24.3）。然而，磨头从驱动杆脱落，并卡在左旋支近段的导丝上（图 24.4，视频 24.4）。尝试回撤时，

电子补充资料　　本章的在线版本（https://doi.org/10.1007/978-3-319-60490-9_24）
包含补充资料，可供授权用户使用。

J. Yap, MBBS, MPH • K.K. Yeo, MBBS (✉)
Department of Cardiology, National Heart Centre Singapore,
5 Hospital Drive, Singapore 169069, Singapore
e-mail: yeo.khung.keong@singhealth.com.sg

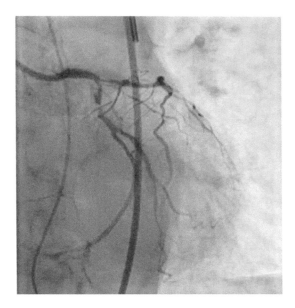

图 24.1 基线造影显示左主干钙化分叉病变。

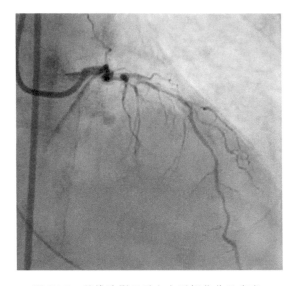

图 24.2 基线造影显示左主干钙化分叉病变。

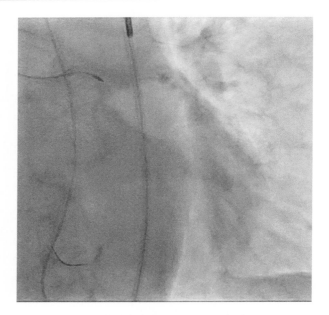

图 24.3　最初用 1.25mm 磨头旋磨。

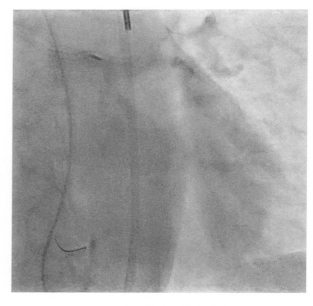

图 24.4　1.25mm 磨头从旋磨导管中脱落，卡在 LM 上。

可以看到驱动杆撤回,但磨头没有跟随撤回(视频 24.5)。随后,将脱落的磨头连同整个旋磨系统一起成功撤出(视频 24.6)。于 LCX 重新置入导丝,使用新的 1.25mm 磨头对 LCX 重新进行旋磨, 没有出现任何并发症 (图 24.5 至图 24.7,视频 24.7 至视频 24.9)。决定不再进一步旋磨 LAD。对 LAD 中段进行球囊扩张后置入一枚 2.25mm 药物洗脱支架,在 LM 分叉处采用 Coulotte 技术处理,分别于 LM-LCX 病变处置入 2.5mm 药物洗脱支架,于 LM-LAD 病变处置入 2.75mm 药物洗脱支架 (图 24.8 和图 24.9, 视频 24.10 和视频 24.11)。图 24.10 所示为拔出后脱落磨头的情况。

讨论及学习要点

据我们所知,这是第一例关于磨头从驱动杆上分离并脱落的并发症的报道。这个病例提供了一种可行的技术来处理这种罕见的并发症。通常,磨头连接在驱动杆上(图 24.11)。图 24.12 说明了如何在透视下识别从驱动轴上脱开的磨头。通常情况下,磨头仍会留在旋磨导丝上,因为导丝的远段是 0.0014″,比 0.009″的磨头的空腔大。这可以防止磨头向导丝远段移位,也可以防止导丝

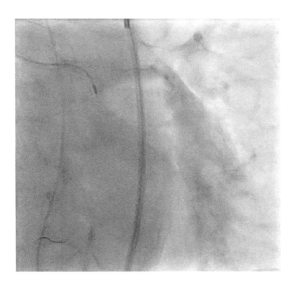

图 24.5　使用新的 1.25mm 磨头成功地再次旋磨。

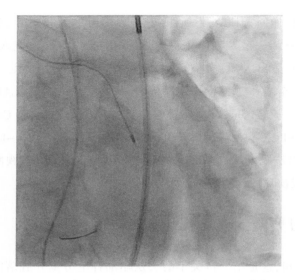

图 24.6 使用新的 1.25mm 磨头成功地再次旋磨。

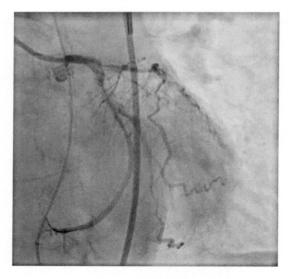

图 24.7 旋磨后的 LM 和 LCX。

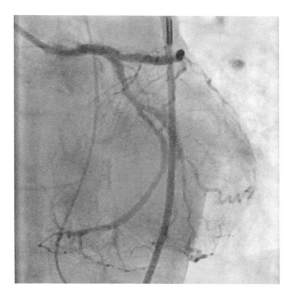

图 24.8　左主干分叉处支架植入后血管造影结果满意。

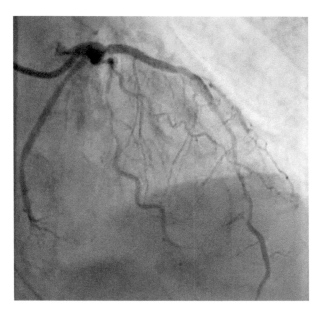

图 24.9　左主干分叉处支架植入后血管造影满意。

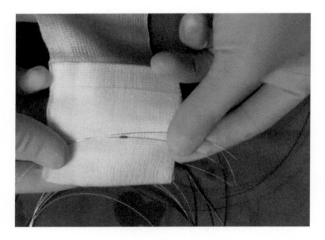

图 24.10   取出从旋磨导管中脱落的旋磨导丝上的旋磨头。

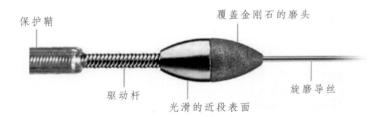

保护鞘   覆盖金刚石的磨头

驱动杆   旋磨导丝

光滑的近段表面

图 24.11   驱动杆与磨头的正常连接。(Image provided courtesy of Boston Scientific. ⓒ 2017 Boston Scientific Corporation or its affiliates. All rights reserved)

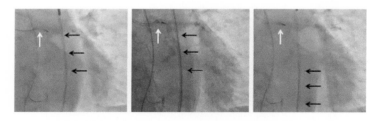

图 24.12   磨头从驱动杆上脱落。白色箭头依次显示磨头与驱动轴脱离,黑色箭头示撤出过程中驱动杆在导管中的位置。

从磨头中脱出。因此，处理这一情况的可行方法（在本病例中已经采用）是将整个系统整体撤出，同时持续透视以确保磨头始终在导丝上。同时需要注意以下几点：①要确保磨头没有从旋磨导丝上脱出。②在整体移除旋磨系统时确保指引导管位置良好，以预防万一磨头从导丝脱出后导致的系统栓塞。③避免导丝从病变中脱出从而需要对复杂（已被预扩张过）的病变重新置入导丝。④当把磨头拉出时，指引导管可能会被反拉顶向左主干。这可能导致左主干开口夹层，造成灾难性的后果。术者应当随时注意对这种情况及时予以处理。当磨头从导丝脱落时，采用介入的方法甚至外科手术取出磨头均应当予以考虑。需要强调的是，一旦磨头从导丝脱落，那往往意味着导丝本身也遭到了破坏，可能是断裂，也可能是解螺旋。因此，在这种情况下，磨头可能和部分导丝一起脱落。幸运的是，本病例并未发生这样的情况。本病例最重要的学习要点是，当磨头分离并脱落时，在透视下，脱落的磨头可以和整个旋磨系统一起小心撤出，但要注意不要让磨头和导丝分离。之后，可以采用新的磨头重新进行旋磨。

第 25 章

特殊病例：支架折叠的旋磨治疗

Khung Keong Yeo，Garrett Wong，Reginald Low

病例摘要

患者男性，52 岁，诊断为急性非 ST 段抬高型心肌梗死。患者合并糖尿病、高血压、高血脂，同时有吸烟、酗酒史。患者有冠心病史，3 年前接受 CABG 治疗，分别为 LIMA–LAD、SVG–D1、SVG–OM1、SVG–LCX 和 SVG–RCA。射血分数为 35%。冠脉造影显示：自身冠状动脉严重的三支病变，LAD 的 LIMA 桥通畅，OM1、RCA、LCX 的静脉桥均闭塞，到 D1 的 SVG 重度狭窄（图 25.1，视频25.1 和视频 25.2）。我们干预了到对角支的静脉桥血管。

选择 7Fr 动脉鞘和 7Fr LCB 指引导管。使用 0.014″的工作导管通过病变。同时送入 4.0mm 的远段保护装置（Medtrouic, Minneapolis, Minnesota, USA）至病变远段（视频 25.3）。使用 2.25mm×12mm 半顺应球囊进行扩张。然后置入2.5mm×30mm 以及 2.5mm×24mm Endeavor 支架（Medtronic, USA），在 16atm 下释放支架（视频 25.4 和视频 25.5）。然后，我们尝试用 2.5mm×20mm 非顺应性

电子补充资料　本章的在线版本（https://doi.org/10.1007/978-3-319-60490-9_25）
包含补充资料，可供授权用户使用。

K.K. Yeo, MBBS (✉) • G. Wong, MD • R. Low, MD
Division of Cardiovascular Medicine,
University of California, Davis Medical Centre,
4860 Y Street, Suite 2820, Sacramento, CA 95817, USA
e-mail: yeo.khung.keong@singhealth.com.sg

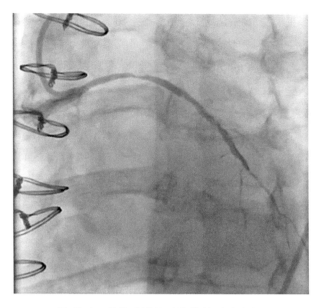

图 25.1　基线造影显示静脉桥严重狭窄。

球囊行后扩张,但球囊未能通过支架近段。更换为 2.5mm×12mm 球囊仍然未能通过。不幸的是,我们推送非顺应性球囊时,指引导管被向后退出,血栓保护装置也被牵拉到距置入支架更近段的位置(图 25.2,视频 25.6)。当我们发

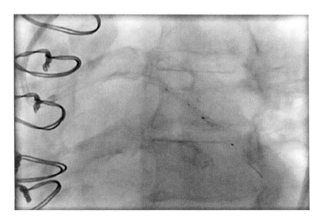

图 25.2　远段保护装置同支架远段发生嵌顿。

现这一问题后,我们尝试撤出远段保护装置,但它卡在远段支架处无法移动。之后,我们尝试使用远段保护装置的导管回收其滤网(视频 25.9)。但这一努力并未成功,而之前置入的支架被移位并折叠在静脉桥近段(视频 25.10)。静脉桥血流下降至 TIMI 0 级。

考虑到要处理的复杂情况,我们采用对侧股动脉作为入路,置入另一个 7Fr LCG 指引导管。在原先的指引导管内,我们用力地回撤,最终将保护装置撤到指引导管,而支架仍保留在桥血管内。之前置入的两枚 Endeavor 支架重叠在静脉桥血管近段(图 25.3,视频 25.9 和视频 25.10)。

我们可以将导丝重新通过重叠的支架,尽管使用了支撑力更强的指引导管(AL2 导管)、子母导管球囊锚定技术以及其他技术,但球囊仍然无法通过(当时能够使用的最小的球囊是 1.5mm)。

最终,我们将微导管头端嵌入病变,并直接将强支撑旋磨导丝通过病变送至远段。使用 1.25mm 及 1.5mm 磨头以 150 000r/min 转速小心进行旋磨(图 25.4;视频 25.11 和视频 25.12)。

然后,我们用 2.5mm×12mm 半顺应球囊将支架挤压在血管壁。另外置入了 3 枚 Endeavor 支架 (2.5mm×30mm、2.5mm×24mm 和 2.5mm×24mm),以 16atm 释放支架。用 2.5mm 非顺应性球囊进行了后扩。最后造影血流 TIMI 3 级(图 25.5,视频 25.13)。

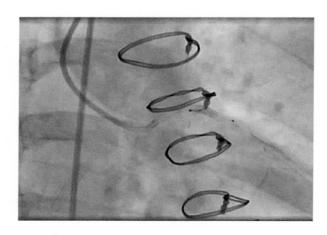

图 25.3　支架与远段保护装置被挤压在静脉桥近段,仿佛"手风琴"。

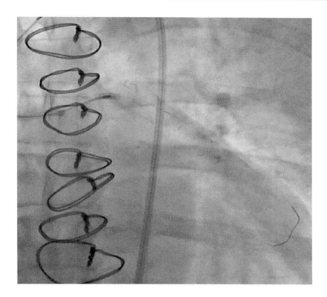

图 25.4 使用 1.25mm 磨头旋磨。

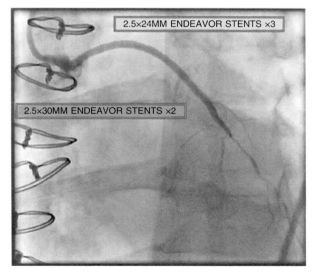

图 25.5 最终造影结果满意。

讨论及学习要点

虽然这一病例中可学习的知识点有很多,但和旋磨相关的最主要的学习要点包括:

- 使用旋磨导丝通过复杂病变是可行的。
- 旋磨支架从技术上可行,但需要谨慎操作。我们十分小心避免过于用力地推送磨头,以避免磨头嵌顿。我们认为过高的转速以及长时间的旋磨可能导致温度过高以及增加血小板激活的风险。

第 **26** 章

特殊病例：旋磨拘禁副左前降支口部的支架

Himanshu Gupta，Khung Keong Yeo

病例摘要

　　患者老年男性，86 岁，有冠心病、糖尿病、高血压病史。近 1 个月于静息状态下发作 2~3 次心绞痛，以不稳定型心绞痛入院。有 3 次冠状动脉介入治疗史：1996 年于左前降支行球囊扩张术，2002 年接受 PCI 治疗于左前降支中段置入药物洗脱支架（Taxus 2.5mm×24mm）；2005 年，因支架内再狭窄再次接受 PCI 治疗，置入药物洗脱支架（Cypher 2.5mm×33mm）。

　　从右侧桡动脉采用 6Fr 动脉鞘行冠脉造影。结果显示患者冠状动脉三支病变，双左前降支系统。副左前降支开口被之前置入的两层药物洗脱支架覆盖。被拘禁的副左前降支开口分叉处可见 90%狭窄，中远段可见 70%的串联病变（图 26.1 和图 26.2，视频 26.1）。左旋支细小，右冠左室后支及后降支分别

电子补充资料　　本章的在线版本（https://doi.org/10.1007/978-3-319-60490-9_26）
包含补充资料，可供授权用户使用。

H. Gupta, MBBS
Department of Cardiology, National Heart Centre Singapore,
Singapore, Singapore

K.K. Yeo, MBBS (✉)
Department of Cardiology, National Heart Centre Singapore,
5 Hospital Drive, Singapore 169069, Singapore
e-mail: yeo.khung.keong@singhealth.com.sg

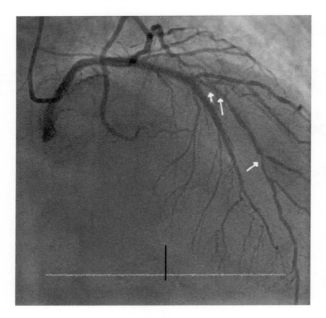

图 26.1 第一次冠状动脉造影。

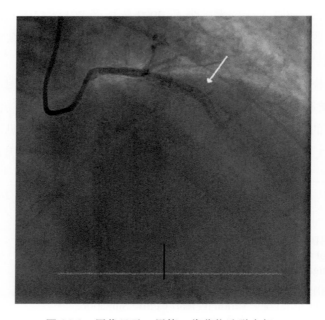

图 26.2 图像显示 2 层第一代药物洗脱支架。

有 70% 的狭窄。考虑到患者病变的复杂性，以及合并糖尿病、支架内再狭窄，建议患者首选冠状动脉旁路移植术，但是患者及家属因为年龄过大的原因拒绝了冠脉旁路移植术治疗。

首先干预 LAD，因为左前降支是引起静息性心绞痛的最可能的罪犯血管，择期对 RCA 进行 FFR 指导下的 PCI 治疗。本病的介入治疗存在以下挑战：

1.患者为 86 岁高龄老人。

2.副 LAD 被两层第一代药物洗脱支架所拘禁，支架梁厚度相加达 270μm。

使用 6Fr 鞘管通过右侧桡动脉入路，将 6Fr XB3 指引导管送至左冠状动脉开口。使用 BMW 及 Fielder 指引导丝分别送入被支架拘禁的副 LAD 及 LAD。使用多个球囊均未能通过支架网眼进入被拘禁的 LAD，包括：Neich Sapphire Ⅱ 2.0mm×15mm，1.0mm×10mm；TirReme Glider 1.5mm×8mm（图 26.3）。我们决定尝试使用 Finecross 微导管通过病变并对支架进行旋磨治疗。尽管指引导管具有足够的支撑，但 Finecross 仍未能通过（图 26.4）。最终将 Finecross 微导管头端嵌入病变，直接使用强支撑旋磨导丝通过病变（视频 26.2）。采用 1.25mm 磨头以 150 000r/min 旋磨（图 26.5）。经过 9 次旋磨，每次持续约 20s，

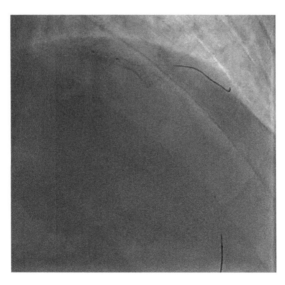

图 26.3　图像显示 2.0mm 球囊未能通过支架网眼到达副左前降支。半顺应性的 1.0mm 球囊也未能通过（未显示）。

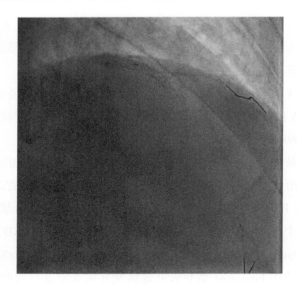

图 26.4　Finecross 微导管也未能通过支架网眼。

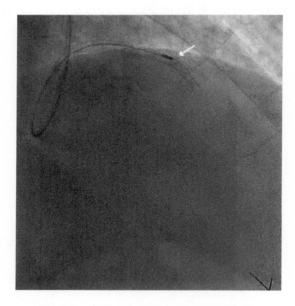

图 26.5　应用一个 1.25mm 磨头进行旋磨。

最终磨头成功通过支架网眼(图 26.6,视频 26.3)。

尽管需要多次旋磨,但钻头的速度始终保持在 150 000r/min,以减少过热引起的损伤、慢血流或无复流及其他并发症。

旋磨成功后,出现一过性慢血流,给予冠状动脉内腺苷及硝酸甘油后血流恢复。支架梁采用 Ikazuchi 1.5mm×15mm 和 2.0mm×15mm 的球囊进一步扩张(图 26.7)。同时决定采用 Coulotte 双支架策略处理边支。

副左前降支近段由远及近依次重叠置入 2 枚药物洗脱支架,分别是 Xience Alpine 2mm×23mm、2.5mm×23mm,以及在主左前降支置入 Xience Alpine 3mm×33mm 支架(图 26.8)。分别用 2.5mm 和 3.0mm 非顺应性球囊(Neich NC Sapphire)进行后扩张。使用 3.0mm 非顺应性球囊于主支及边支血管内完成对吻扩张(图 26.9),造影显示结果良好,血流 TIMI 3 级(图 26.10 和图 26.11,视频 26.4)。

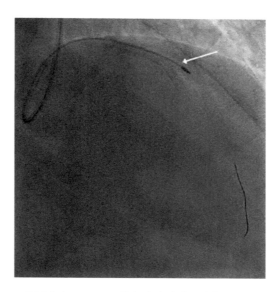

图 26.6　1.25mm 磨头成功通过了支架网眼。

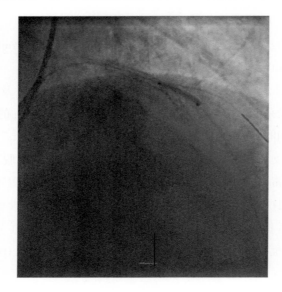

图 26.7　首先应用 2.0mm 半顺应性球囊对支架梁进行扩张。

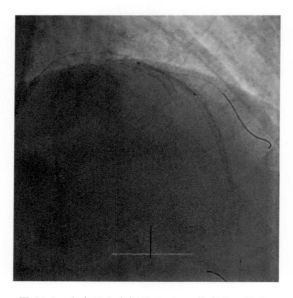

图 26.8　主支置入支架是 Coulotte 技术的一部分。

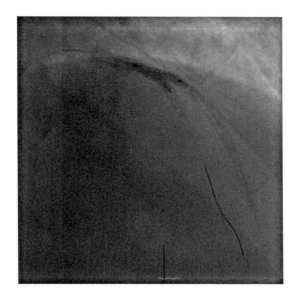

图 26.9　在主支与分支之间进行对吻扩张。

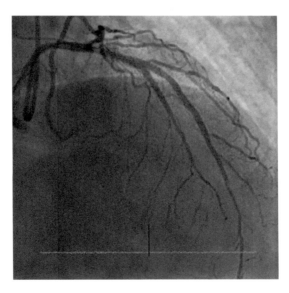

图 26.10　最终造影(右前斜头位)。

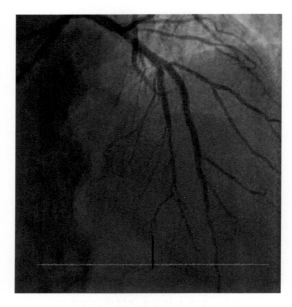

图 26.11　最终造影正头位。

讨论及学习要点

钙化病变可能增加手术失败、支架膨胀不良、再狭窄以及其他主要并发症的风险,是进行旋磨治疗的重要的适应证。

旋磨头能销蚀支架金属梁,且被作为优选的治疗策略,其机制仍为"差异切割"。因此,旋磨技术可以用于扩张不充分的支架和被挤压、限制血流通过的支架以及钙化病变。

然而,据我们所知,目前尚无旋磨被两层支架覆盖的边支的病例报道。需要特别注意的是,旋磨两层支架更具挑战性,需要更长的旋磨时间,而且包括慢血流、无复流和磨头嵌顿等并发症的发生率也更高。

对旋磨支架产生的金属微粒进行分析显示,其大小同旋磨常规病变产生的微粒相似,95%以上的颗粒大小在(5.6±3.6)μm,小于 15μm[1,2]。但过长的旋磨时间以及由此所致的过热损伤可能增加慢血流及无复流的风险。

在本病例中,我们在通过病变前进行了 9 次旋磨,但是磨头的转度并没有超过 150 000r/min。以下是学习要点：

● 旋磨不仅可用于销蚀膨胀不良的支架钢梁，也可用于通过被支架覆盖的边支。

● 在这类病例中，由于旋磨时间越长、并发症发生率越高，因此旋磨时应该格外耐心。

● 旋磨后的慢血流或无复流是重要的并发症，当其出现后可给予血管扩张剂治疗。

参考文献

1. Lee S, Park KW, Kim HS. Stentablation of an underexpanded stent in a heavily calcified lesion using rotational atherectomy. J Cardiovasc Med (Hagerstown). 2012;13:284–8.
2. Okamura A, Ito H, Fujii K. Rotational atherectomy is useful to treat restenosis lesions due to crushing of a sirolimus-eluting stent implanted in severely calcified lesions: experimental study and initial clinical experience. J Invasive Cardiol. 2009;21:E191–6.

第 **27** 章

特殊病例：左主干支架内再狭窄的旋磨治疗

Khaled Hammad, KhungKeong Yeo

病例摘要

患者为老年男性，89 岁，有高血压病、高脂血症、慢性肾病病史，因反复发作不稳定型心绞痛和心力衰竭入院。患者之前确诊为冠心病、三支病变，拒绝行冠状动脉旁路移植术治疗，随后选择介入治疗，于右冠状动脉、左主干、左前降支、左旋支均置入支架。一年前采用 Coulotte 术式于左主干、左前降支、左旋支分别置入依维莫司洗脱支架。4 个月后，患者因急性冠脉综合征再次行冠状动脉造影，可见左前降支与左旋支开口出现了支架内严重再狭窄。当时术者选择球囊扩张及药物球囊治疗。患者反复因急性症状及心力衰竭入院（过去 4 个月内共 6 次）。患者之前首选药物治疗，但是由于频繁出现心脏事件，

电子补充资料　本章的在线版本 (https://doi.org/10.1007/978-3-319-60490-9_27) 包含补充资料，可供授权用户使用。

K. Hammad, MD, MSc
Department of Cardiology, National Heart Centre Singapore,
Singapore, Singapore

K.K. Yeo, MBBS (✉)
Department of Cardiology, National Heart Centre Singapore,
5 Hospital Drive, Singapore 169069, Singapore
e-mail: yeo.khung.keong@singhealth.com.sg

最终决定选择高风险的造影及 PCI 治疗。

图 27.1 和视频 27.1 显示了左主干远段、左前降支开口和左旋支开口严重的支架内再狭窄。血管有钙化,之前的支架也可以看到。右冠状动脉可见轻度支架内狭窄。应用 7Fr JI4 指引导管,将导丝分别送入左前降支和左旋支,使用 2.5mm 及 3.0mm 非顺应性球囊对病变进行预扩张(图 27.2),但左主干远段和左旋支开口仍有严重的残余狭窄(视频 27.2)。使用强支撑旋磨导丝,先后使用 1.25mm 及 1.5mm 磨头以 150 000r/min 的转速于左旋支开口旋磨(视频 27.3 和视频 27.4)。旋磨后磨头通过了之前置入的支架,左旋支管腔出现夹层(视频 27.3 和视频 27.4)。需要担心的是,如果退出 LCX 内的导丝,LCX 有可能闭塞。通过仔细的造影分析,认为左前降支与左旋支导丝之间有足够的距离,导丝可以保留在左旋支内(图 27.3)。随后使用 1.5mm 磨头以 150 000r/min 的速度对左前降支进行旋磨(视频 27.5)。应用 AngioSculpt 3.0mm×1.0mm 球囊进一步扩张。应用 Coulotte 术式再次于 LCX 以及 LAD 置入新的药物洗脱

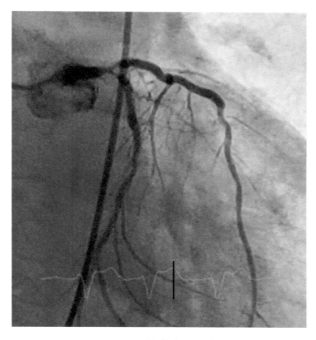

图 27.1　冠状动脉造影结果。

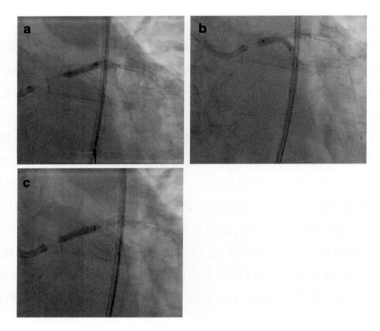

图 27.2　左主干分叉处球囊扩张后仍有残余狭窄,类似"腰征"。

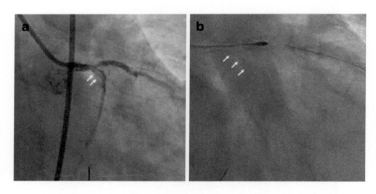

图 27.3　(a)显示旋磨后的左旋支,血管内可见夹层。(b)显示磨头定位于左前降支开口,与左旋支内的导丝有一定距离。

支架。最后完成后扩张、对吻扩张及近段优化(图 27.6)。最终造影和血管内超声结果显示良好(图 27.7,视频 26.7 和视频 27.7)。

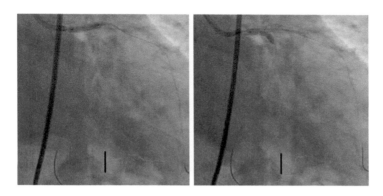

图 27.4 应用球囊行扩张。

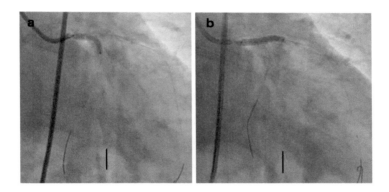

图 27.5 应用 Coulotte 术式置入支架。

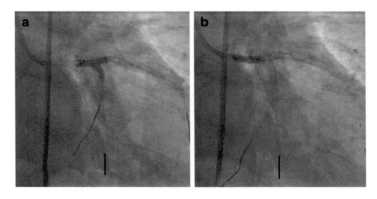

图 27.6 （a）最后对吻扩张。（b）后扩张开口处。

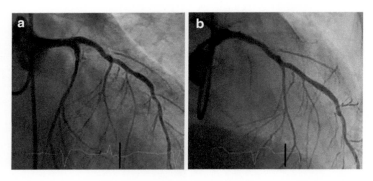

图 27.7　最终造影结果。

讨论及学习要点

- 对之前置入的支架进行旋磨在技术上是可行的,但是这需要精湛的技术和耐心。

- 旋磨前移撤出支内导丝非常重要,否则可能导致边支导丝断裂。但在一些特殊情况下,如本病例所述,可以在保留边支导丝的情况下进行旋磨。为了确保安全,术者应当确保导丝与磨头间具有充足的距离。其次,应当选择更大的指引导管以避免磨头损伤另一根导丝(如在低速模式通过时)。

第 28 章

特殊病例：经左乳内动脉桥途径旋磨副左前降支

Aaron Wong, Khung Keong Yeo

病例摘要

患者女性，55 岁，有冠心病史并接受冠状动脉旁路移植术治疗，本次因不稳定型心绞痛入院。患者合并高血压病和高脂血症。患者 10 年前接受 CABG 治疗，行 LIMA-LAD、SVG-OM 旁路移植。近期检查，心电图可见前壁 T 波倒置，超声心动图显示左心室功能轻度受损，左室射血分数 40%~45%。

冠状动脉造影显示左前降支中段、左旋支慢性完全闭塞性病变，右冠状动脉中度狭窄，对角支开口病变。LIMA 桥吻合口远段左前降支中段也存在重度狭窄。静脉桥通畅。决定通过 LIMA 对左前降支中段病变进行干预。采用股动脉途径 6Fr 动脉鞘管，采用 6Fr IMA 指引导管送至 LIMA 开口。在微导管支

电子补充资料　本章的在线版本(https://doi.org/10.1007/978-3-319-60490-9_28)包含补充资料，可供授权用户使用。

A. Wong, MBBS (✉)
Department of Cardiology, National Heart Centre Singapore,
5 Hospital Drive, Singapore 169069, Singapore
e-mail: Aaron.wong.s.l@singhealth.com.sg

K.K. Yeo, MBBS
Department of Cardiology, National Heart Centre Singapore,
Singapore, Singapore

撑下将 0.014″工作导丝通过病变。使用 2.0 和 2.5mm×15mm 半顺应性球囊无法充分扩张病变，扩张后伴有明显残余狭窄或所谓"腰征"，如图 28.1 至图 28.12 所示。术者决定采用 1.25mm 磨头进行旋磨。旋磨术后，使用 2.0mm×

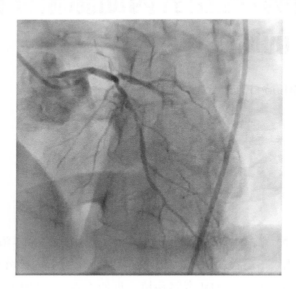

图 28.1　左冠状动脉造影。

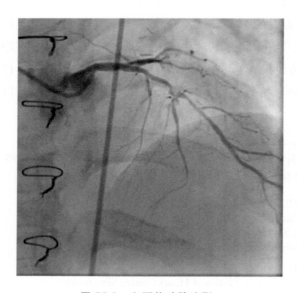

图 28.2　左冠状动脉造影。

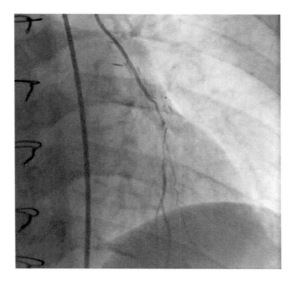

图 28.3　自 LIMA 桥血管至 LAD 造影显示吻合口远段左前降支中段严重狭窄。

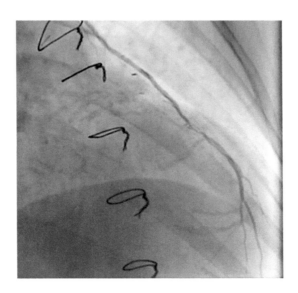

图 28.4　自 LIMA 桥血管至 LAD 造影显示吻合口远段左前降支中段严重狭窄。

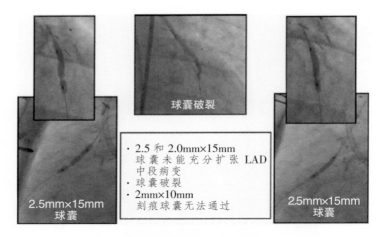

图 28.5 该组合图显示球囊扩张后残余狭窄。

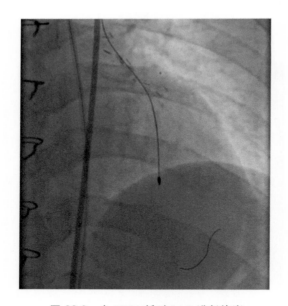

图 28.6 自 LIMA 桥对 LAD 进行旋磨。

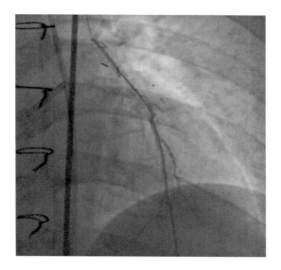

图 28.7　LIMA 桥夹层，血流受限。

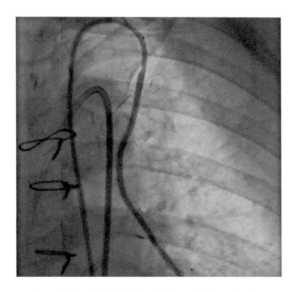

图 28.8　LIMA 桥支架治疗后的血管造影。

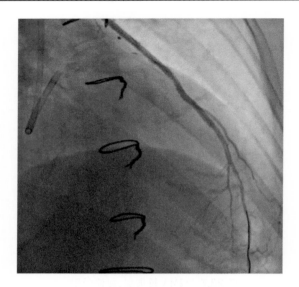

图 28.9　LIMA 桥支架治疗后的血管造影。

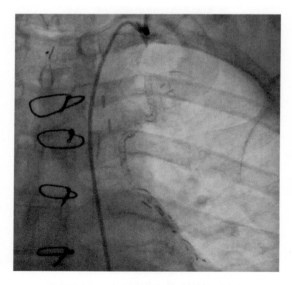

图 28.10　完全闭塞的 LIMA 桥血管。

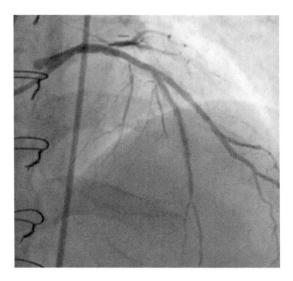

图 28.11　PCI 开通 LAD 慢性闭塞后的血管造影。

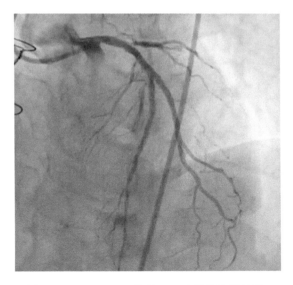

图 28.12　LAD CTO 接受 PCI 后最终造影结果。

15mm 的半顺应性球囊完成球囊扩张。

　　然而,球囊扩张后即刻造影显示弥漫性螺旋形夹层。术者随后置入 3 枚 2.5mm×28mm 药物洗脱支架完全覆盖夹层。患者病情稳定,给予双联抗血小板治疗,2d 后出院。

　　4 周后,患者为行择期 PCI 治疗再次入院,处理无保护的大对角支。不幸的是,冠状动脉造影显示 LIMA 桥完全闭塞。施术者决定尝试开通左前降支完全闭塞并成功。

讨论及学习要点

　　LIMA 桥血管非常脆弱,易于夹层。当我们对 LIMA 桥进行旋磨或通过 LIMA 桥对 LAD 进行旋磨时,应当非常谨慎,因为即使是非常有经验的术者,发生严重螺旋夹层的风险依然很高。在本病例中,尝试干预 LAD 慢性闭塞病变比通过 LIMA 桥进行 PCI 更加安全。

索 引

B

半顺应性球囊 113

C

除颤器 7

D

大隐静脉桥 57

导丝扭控夹 2

第一钝缘支 42

动静脉瘘 109

对角支狭窄 11

对吻扩张 15

钝缘支 42

F

房颤 34

非 ST 段抬高型心肌梗死 68

肺动脉 89

负荷心肌灌注 109

副左前降支 141

G

钙化组织 119

钙拮抗剂 78

高压球囊 74

冠状动脉灌注 41

冠状动脉旁路移植术 74

J

急腹症 70

急性冠脉综合征 84

脚踏板 4

金属梁 148

经皮主动脉瓣置换术 34

K

刻痕球囊 11

L

临时起搏器 6

M

弥漫性钙化性狭窄 11

弥漫性螺旋形夹层 162

磨头 2

Q

牵拉 117

强支撑旋磨导丝 143

球囊 14

圈套器 120

R

桡动脉 6

S

三支冠状动脉钙化病变　128

W

完全慢性闭塞性病变　123

微循环　78

维拉帕米　78

X

腺苷　78

硝普钠　112

硝酸甘油　78

销蚀　31

心肺复苏　103

心肺支持系统　41

心肌核素负荷试验　26

心绞痛　48

心源性休克　34

心脏传导阻滞　8

旋磨导丝　1

旋磨导丝断裂　125

旋磨控制台　5

旋磨术　56

旋磨推进器　5

血流动力学　42

Y

依维莫司　15

右侧桡动脉入路　70

右股动脉　48

右冠状动脉　6

预扩张　113

Z

终末期肾衰竭　89

主动脉瓣　34

主动脉瓣狭窄　40

主动脉球囊反搏泵　36

主左前降支　141

左冠状动脉　12

左前降支　11,42

左前降支动脉　113

左室射血分数　26

左心室　84

左旋支　6

左主干　84